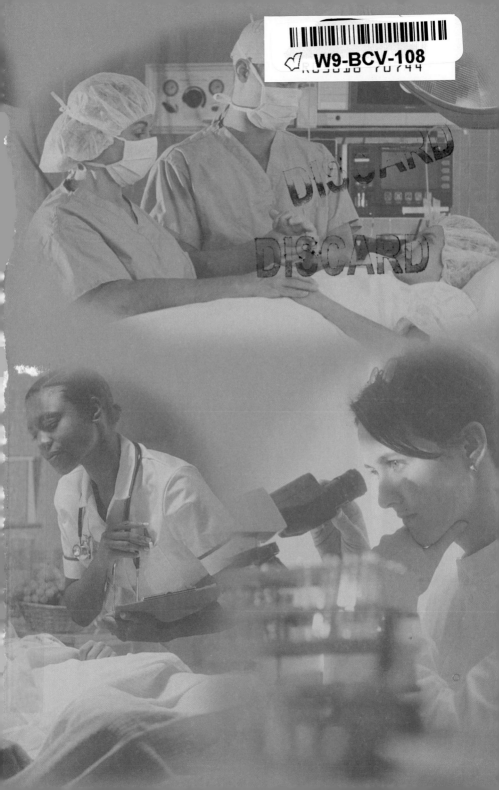

ANTICONCEPCIÓN. ESTERILIDAD Y SU TRATAMIENTO

ANTICONCEPCIÓN. ESTERILIDAD Y SU TRATAMIENTO

Dra. BERTA MARÍA MARTÍN CABREJAS

Dra. ESTER MARTÍNEZ LAMELA

Copyright © EDIMAT LIBROS, S. A.
C/ Primavera, 35
Polígono Industrial El Malvar
28500 Arganda del Rey
MADRID-ESPAÑA

ISBN: 84-9764-391-7
Depósito legal: M-13936-2003

Título: Anticonceptivos, Inseminación e infertilidad
Autor: Berta María Martín Cabrejas
Coordinador de la colección: Pedro Gargantilla Madera
Ilustraciones: David Lucas
Impreso en: LAVEL

IMPRESO EN ESPAÑA – *PRINTED IN SPAIN*

Dra. Berta María Martín Cabrejas

Licenciada en Medicina y Cirugía por la Universidad Complutense de Madrid.

Coautora de varios libros científicos y de numerosos trabajos de investigación. Asesora del área de ginecología del portal sanitario *netdoctor.com*. En la actualidad ejerce su especialidad en el Servicio de Ginecología y Obstetricia del Hospital General de Segovia.

Dra. Ester Martínez Lamela

Licenciada en Medicina y Cirugía por la Universidad de Alcalá de Henares.

Autora de varios artículos científicos. En la actualidad es miembro del Servicio de Ginecología y Obstetricia del Hospital General de Segovia.

ÍNDICE

HISTORIA DE LA ANTICONCEPCIÓN

¿Desde cuándo se usan métodos anticonceptivos?

El marco histórico permite conocer la evolución de la anticoncepción, basada en la necesidad de espaciar la reproducción

En el primer texto médico del que se tiene noticia, *El Papiro de Petri*, de 1850 antes de Cristo, figuraban ya las recetas anticonceptivas. Una aconsejaba el uso de excremento de cocodrilo mezclado con una pasta que servía como vehículo, usado seguramente como pesario insertado en la vagina; otra receta consistía en una irrigación de la vagina con miel y bicarbonato de sodio nativo natural. El segundo texto importante, *El Papiro de Ebers*, contiene la primera referencia a un tapón de hilaza medicado: «Tritúrese con una medida de miel, humedézcase la hilaza con ello y colóquese en la vulva de la mujer».

En la historia de la anticoncepción, la referencia bíblica citada con más frecuencia es un pasaje del Génesis: «Pero Onán, sabiendo que la prole no sería suya, cuando entraba a la mujer de su hermano se derramaba en la tierra para no dar prole a su hermano...».

La primera referencia griega sobre la anticoncepción, se encuentra en el libro de Aristóteles *Historia Animalium*, del siglo IV antes de Cristo, que decía: «Algunos impiden la concepción untando la parte de la matriz en la que cae el semen con aceite de cedro o con un ungüento de plomo o con incienso mezclado con aceite de olivo».

La mención más antigua en un texto chino es de Sub Ssu Mu: «Tómese algo de aceite y de mercurio y fríase sin parar y tómese una píldora tan grande como una semilla de yayuba con el estómago vacío e impedirá la preñez para siempre...».

La religión islámica no se oponía a la anticoncepción y el coitus interruptus figuraba en primer lugar como un método mencionado en las más antiguas tradiciones del profeta.

Soranos, el ginecólogo más importante de la antigüedad, hizo la descripción más brillante y original sobre las técnicas anticonceptivas antes del siglo XIX: «Un anticonceptivo se diferencia de un abortivo en que el primero no permite que tenga lugar la concepción, mientras que el último destruye lo que ha sido concebido...».

¿Cuándo se describieron los métodos naturales?

La idea de que existe un período estéril procede de la antigüedad, donde se pensaba que la época más favorable para la concepción eran los días inmediatamente antes y después de la menstruación, una teoría que hoy se sabe que es incorrecta.

La ventaja del método natural es que no precisa de adiestramiento por parte de técnicos ni del uso de procedimientos químicos y mecánicos. Desde el punto de vista de la contracepción, es un método poco recomendable, ya que la lubricación del pene previa a la eyaculación contiene espermatozoides, resultando un alto porcentaje de fracasos, así como la facilidad de producir insatisfacción sexual.

La abstinencia de la relación sexual durante parte del ciclo menstrual ha sido practicada a través del tiempo como acto religioso, tabú o intento fortuito de evitar la concepción.

No obstante, fue sólo hasta 1928 que el uso del método obtuvo bases científicas, cuando el Dr. Knauss, de Austria, observó que la ovulación tiene una relación fija en el en el período menstrual, que ocurre aproximadamente 14 días antes de su comienzo.

En 1930, el Dr. Kyusaku Ogino, en Japón, formuló una opinión similar.

La temperatura basal fue tomada en cuenta en 1868. Fue Squiere quien notificó sobre el descenso de la temperatura corporal durante el período menstrual y su elevación antes de la misma. La importancia de esta elevación no fue reconocida sino hasta 1928, cuando Von de Valde la asoció con la actividad del cuerpo lúteo. Pero no fue hasta 1947 que V. Ferin formuló la hipótesis de que esta elevación podría utilizarse para señalar el tiempo inadecuado para la relación sexual, con el fin de evitar el embarazo.

El coitus interruptus o retiro del órgano masculino durante el acto sexual, se supone que se ha empleado en todos los tiempos. Todas las comunidades humanas parecen conocer su uso y de él se tiene testimonio en los cuentos de Canterbury.

¿Cuál es el origen del preservativo?

La primera descripción de un preservativo se encontró en la obra de Falopio, cuya pretensión fue lograr la protección contra la sífilis, aunque existen otras teorías sobre el origen de este dispositivo.

Se ha sugerido que algún trabajador de un matadero medieval tuvo la ocurrencia de que las membranas delgadas de un animal lo protegían contra la infección.

El origen de la palabra «condón» también es desconocido; una de las teorías favoritas es que se llama así por el nombre de su inventor, el señor Condón o Contón, un cortesano de Carlos II; otros evocan la etimología latina *condus,* que significa receptáculo.

En Grecia y Roma se utilizaban membranas animales (vejiga e intestino) a manera de condones para evitar el paso del semen a la cavidad uterina, además de evitar la propagación de enfermedades venéreas.

En 1870 aparece el primer preservativo de caucho, de calidad aún mediocre y poco práctico. En 1930, con el desarrollo del látex, aparece el nuevo preservativo, más fino y más sólido.

¿Cuál es el origen de los espermicidas?

La primera referencia escrita sobre el uso de espermicidas data de los papiros egipcios del año 1850 a.C. A lo largo de todos estos siglos se han venido utilizando con este fin sustancias diferentes:

- Miel y carbonato sódico natural.
- Estiércol animal (elefante o cocodrilo).
- Agua y vinagre o agua y limón.
- Aceites.
- Soluciones jabonosas.

En las últimas décadas del siglo XIX tuvo lugar la gran expansión de este tipo de producto en cuanto a su fabricación y distribución. En 1677, Van Leewenhock descubrió que el pH de una solución de semen disminuía al añadir vinagre y, como consecuencia, los espermatozoides perdían su eficacia. Entre los primeros productos comerciales estaban y están los supositorios de quinina, desarrollados por Walter Rendel en 1885.

En 1937 se introdujo, como contraceptivo vaginal, el acetato de fenilmercurio, que resultó ser más efectivo que el sulfato de quinina.

En 1950 un importante avance en la historia de los espermaticidas fue la introducción de los surfactantes. En este momento son el principal ingrediente activo de todos los productos espermaticidas del mercado y se han ido combinando con diferentes excipientes en una variedad de formas que incluyen los supositorios, jaleas, cremas, aerosoles...

¿Cuál es el origen del diafragma?

La idea del diafragma parece remontarse a tiempos muy antiguos. En el siglo XVIII, Casanova recomendaba la colocación en el fondo de la vagina de la mitad de un limón exprimido, cuyo jugo tenía la «reputación» de actuar como espermicida. En 1882, el doctor C. Hasse comunicó la primera definición detallada del diafragma moderno. En 1908 fue redescubierto por K. Kafka.

¿Desde cuándo conocemos el DIU?

El origen de los dispositivos intrauterinos es desconocido. En el siglo IV a.C., Hipócrates fue el precursor del dispositivo intrauterino, ya que descubrió el efecto anticonceptivo que se derivaba de la colocación de un cuerpo extraño en el interior del útero y su utilización desde épocas remotas en las camellas de los nómadas del desierto, para evitar su preñez durante las largas travesías (piedras de río).

Hacia 1863 se utilizaban unos dispositivos que se llamaban elevadores porque servían para elevar un útero y estaban hechos de una talla de aleación de cinc y cobre.

El primer dispositivo intrauterino (DIU) específicamente anticonceptivo era un anillo de tripa de seda de gusano fabricado en 1909 por el doctor Richter. En 1931, Graefenber notificó el uso de una estructura también de tripa de gusano de seda forrada de plata alemana. Ota, en 1934, consiguió su dispositivo cambiando los metales e introduciendo el plástico en su fabricación. Ambos publicaron en su tiempo las experiencias obtenidas, confirmando bajas tasas de embarazos.

En 1960, Margulies presentó su dispositivo, que se caracterizaba por ser un dispositivo abierto, construido en polietileno y recubierto por una capa de sulfato de bario, que facilitaba su localización radiológica, a la vez que se montaba en un aplicador de plástico para su inserción. Lippes fue quien, sobre la base de la espiral de Margulies, diseñó su conocida Asa de Lippes, sin duda el DIU más utilizado en todo el mundo, el cual se fabrica en distintos tamaños para adaptarlo mejor a las dimensiones de la cavidad uterina y la única innovación que aportó fue la introducción de un hilo-guía en la cola del DIU que ayudaba a su localización y extracción.

Zipper, en 1967, diseñó la conocida T con cobre, un dispositivo de plástico en forma de T en cuyo brazo vertical se encuentra enrollada una espiral de cobre. Sobre esta base aparecieron otras variantes descritas por Vans Os (1974), para reducir con su especial diseño la cifra de expulsiones.

Fue en 1970 cuando Scomegna demostró que añadiendo esteroides y concretamente progesterona a la rama horizontal de la T, se conseguía un efecto anticonceptivo similar, reduciendo notablemente la pérdida menstrual y el dolor que acompañaba a la utilización de los anteriores dispositivos. Este mismo año se inició la fabricación de DIU medicados o activos, con iones de cobre y plata o con hormonas, incrementándose la eficacia anticonceptiva y reduciéndose los efectos secundarios.

Finalmente, en los últimos años se han ido introduciendo modificaciones, con lo que se duplica el tiempo de acción.

¿Cuál es el origen del diafragma?

En 1838 se fabrica la primera «tapa cervical» por un ginecólogo alemán, F.A. Wilde; pero, el primer diafragma fue diseñado por el médico alemán C. Hasse, quien lo describió en un artículo en 1880, bajo el pseudónimo de Wilhelm P.J. Mensinga, el cual se popularizó rápidamente en Alemania y Holanda.

¿Desde cuándo se esterilizan las trompas?

En 1880, Lungren realizó el primer procedimiento de esterilización tubárica después de una operación cesárea. Desde entonces se han descrito más de 100 técnicas diferentes de intervenciones quirúrgicas para la esterilización femenina definitiva.

¿Cuál es el origen de la vasectomía?

La vasectomía se inicia a principios de este siglo con Sharp (1930), pero no es sino hasta 1963 que Poffenberger publica 2000 casos de vasectomías voluntarias efectuadas de 1956 a 1961, con excelentes resultados. En 1983 se habían efectuado más de 32.931.000 vasectomías en todo el mundo.

Al igual que la esterilización tubárica, se debe considerar un método quirúrgico irreversible, aunque en algunos países se realiza exitosamente su reversibilidad. Éste es uno de los métodos más seguros; sólo en casos excepcionales puede producirse un fallo debido a que los conductos se canalicen de nuevo y pasen otra vez los espermatozoides al eyaculado y produzcan el embarazo.

¿Cuál es el origen de la anticoncepción hormonal?

El uso de la anticoncepción desde la antigüedad nos demuestra que la sociedad, independientemente de su punto de vista, ha comprendido la necesidad de utilizar estas técnicas y que debido a su evolución, que en primera instancia estuvo más influida por las costumbres y las creencias, hoy contamos con anticonceptivos eficaces, inocuos y económicos. Pocos fármacos en la historia de la Medicina han estado tan asociados a determinadas actividades sociales como la píldora, tanto en su desarrollo como en su evaluación y repercusiones.

Gran parte de la producción de los métodos anticonceptivos hormonales se desarrolló en México, gracias a que el biólogo R. E. Marker utilizó una planta llamada Dioscorea barbasco, que florecía en la cuenca de los ríos de Orizaba y Córdoba, en el estado mexicano de Veracruz. Pero fue el biólogo Gregory Pincus quien se encargó de coordinar los estudios clínicos y lograr un total de 8.133 ciclos de anovualción, con lo que se le otorgó la patente a Enovid 10, como agente anticonceptivo, lo que oficializó el nacimiento de la «Píldora».

Al principio del decenio de los 50, se desarrollaron las primeras inyectables, pero no fue hasta la década de los 60 que se iniciaron los ensayos clínicos con fines anticonceptivos, conocidos como los inyectables de primera generación, con alta eficacia.

Cuando la píldora fue ofrecida por vez primera como una opción anticonceptiva para la población mundial, se vio no sólo como una solución para la regulación individual de la fertilidad, sino además como una valiosa herramienta para el control poblacional.

Desde su creación, decenas de millones de mujeres alrededor del mundo lo emplean por ser el método contraceptivo reversible más eficaz (99.7% de eficacia y seguridad), siempre que se use correctamente.

La píldora que nació en los años 60 es muy diferente a la que se consume actualmente, ya que gracias a los avances científicos se han logrado numerosos beneficios en la salud de la mujer, al igual que en el mejoramiento de su calidad de vida.

¿Desde cuándo se usan los implantes?

Con respecto a la anticoncepción subdérmica (implantes), éstos fueron introducidos recientemente. Sin embargo, las investigaciones se iniciaron en 1969. El desarrollo de un dispositivo que contiene hormonas para uso debajo de la piel fue aprobado en 1984 en EE.UU.

La planificación familiar ha sido reconocida como un elemento esencial de la atención primaria de salud, una intervención clave para mejorar la salud de mujeres y niños, y un derecho humano para los individuos y la familia.

A pesar de los progresos impresionantes hechos en la regulación de la fecundidad humana, no está ni mucho menos resuelto el anticonceptivo perfecto y persiste la necesidad de seguir buscando métodos mejores. En la actualidad se encuentran en fase de investigación estudios múltiples y programas de anticoncepción, tanto femeninos como masculinos, como son las vacunas, los análogos hormonales y el anticonceptivo para uso en hombres, que inhiba la formación de espermatozoides. Sin embargo, un panorama muy interesante y grande se vislumbra para un mejor futuro de la contracepción hormonal en ambos sexos.

Es indudable que la anticoncepción tiene que figurar como elemento básico de la atención en medicina, pues el concepto de salud va más allá de la mera ausencia de enfermedad, ya que debe procurar el bienestar integral, tanto físico como mental y social, y el conocimiento de sus orígenes, historia y evolución es fundamental.

APARATO GENITAL FEMENINO

¿De qué elementos consta el aparato genital femenino?

El aparato genital femenino consta de unos genitales internos y unos genitales externos. Toda mujer será considerada anatómicamente normal si posee las siguientes estructuras:

- Dos ovarios.
- Dos trompas de Falopio.
- Un útero.
- Una vagina.
- Una vulva.

De todos estos órganos se ven influencias en la vida intrauterina de la mujer por su código cromosómico y por las hormonas maternas, fundamentalmente los estrógenos.

A continuación describiremos dichos órganos y cómo cambian a lo largo de la vida de la mujer.

¿Dónde se encuentran situados los ovarios?

Los ovarios se encuentran en la pelvis de la mujer en un número de dos, colocados por detrás y cada lado del útero.

¿Cuáles son las funciones de los ovarios?

Los ovarios tienen dos funciones importantes que cumplir:

- Producción de óvulos para su fecundación.
- Producción de hormonas.

¿Es siempre el tamaño de los ovarios el mismo?

La forma del ovario humano se asemeja a una almendra y de color blanquecino-grisáceo.

Su tamaño varía a lo largo de la vida de la mujer, siendo más pequeños en las edades extremas de la vida y alcanzando unos 40 mm x 30 mm aproximadamente en su periodo fértil.

Su superficie también se modifica con los años; así, en la pubertad, los ovarios son lisos como una superficie anacarada, para luego volverse cada vez más rugosos debido a las continuas ovulaciones que mes a mes se producen en la mujer.

Cuando la mujer ha dejado de tener la regla, es decir, cuando se encuentra en la menopausia, los ovarios son de tamaño reducido y su superficie se nos muestra con un aspecto cicatricial y rugoso, han disminuido tanto su tamaño que no son ni siquiera palpables en una exploración ginecológica normal.

¿Qué es un folículo?

Si cortáramos los ovarios de forma transversal y a continuación los miráramos a través de un microscopio, podríamos observar dos zonas claramente diferenciadas: una capa externa o cortical y una zona interna o medular.

En la zona cortical se encuentra lo que se denomina la dotación germinal de la mujer. ¿Qué quiere decir esto? La dotación germinal representa el número de folículos (futuros óvulos que se pueden fecundar) en los ovarios de una mujer.

El número de folículos, ¿es siempre el mismo?

El número de folículos varía con la edad; así por ejemplo, una niña recién nacida tiene en sus ovarios la increíble cifra de 350.000-550.000 folículos. Sin embargo, cuando esa niña llegue a la pubertad tendrá menos de la mitad, entorno a 250.000 folículos.

Si los contáramos cuando cumpliera los 40 años, veríamos que se han reducido a unos 8000-7000 folículos, y se preguntarán: ¿Dónde han ido a parar tantos folículos con los que partíamos?

Se explicará más detenidamente en otro capítulo, pero adelantaremos que tan sólo unos pocos, aproximadamente 400 folículos, llegan a la madurez, y que el resto degeneran en formas inmaduras o se transforman en otro tipo de folículos.

¿Cuál es la misión de la capa interna del ovario?

En la zona interna, en la capa medular, hay células de características muy similares a las que podríamos encontrar en los testículos de un varón, y que se cree que poseen la capacidad de secretar hormonas masculinas, desarrollándose fundamentalmente en determinados momentos de la vida de la mujer, como pueden ser el embarazo y la menopausia. Es en esta capa donde se localizan los vasos sanguíneos y los vasos linfáticos del ovario.

¿Qué son las trompas de Falopio?

Las trompas de Falopio son dos canales huecos que se encargan de comunicar los ovarios con el útero. Realmente las trompas, en situaciones normales, no llegan a mantener un contacto físico con los ovarios aunque se sitúan muy cerca de ellos. Éste es uno de los motivos, como ya explicaremos en su capítulo, por el cual se puede producir el embarazo ectópico, es decir, una gestación fuera del útero.

¿Cuál es el tamaño de las trompas de Falopio?

Las trompas de Falopio tienen un diámetro externo de 1 cm y uno interno de aproximadamente entre 1 y 4 mm. Es una cintilla de unos 12 cm de largo, en que podemos observar diferentes zonas: la más ancha se encuentra cerca de los ovarios, como si de un pequeño «embudo» se tratara, extendiéndose con unas lengüetas que son las encargadas de capturar ese folículo destinado a fecundarse.

La parte opuesta de la trompa se introduce en la zona más alta del útero, poniéndolo así en comunicación continua.

¿Para qué sirven las trompas de Falopio?

Probablemente no es por todo el mundo conocido que algo tan importante como es la fecundación de un óvulo por un espermatozoide se produzca en la trompa de Falopio.

Esa zona más ancha de la trompa, con las lengüetas y prolongaciones, capta al óvulo que se ha desprendido del ovario correspondiente, y tras ser transportado a lo largo de la trompa con suma delicadeza llega a la zona media de esa cintilla frágil y móvil, donde se produce la unión del óvulo y el espermatozoide. Unión que tras un tiempo mínimo deberá ser movilizada hacia la cavidad uterina para que se continúe el desarrollo de esa nueva vida.

¿Qué es el útero?

El útero es a menudo llamado por los profanos en la materia matriz. Es una palabra sinónima pero que no emplearemos a lo largo de este libro. Es un órgano único situado en la pelvis, que se relaciona con su cara anterior con la vejiga y en su pared posterior toma contacto con el recto. Se comunica con la vagina a través del orificio cervical o del cuello del útero.

¿Para qué sirve el útero?

La misión más importante que lleva a cabo este órgano es la de albergar en su interior el futuro hijo de una pareja.

El tamaño del útero, ¿es siempre el mismo?

El útero tiene forma de pera aplanada y sus dimensiones varían con la edad de la mujer, como sucede con el resto de los componentes genitales femeninos. Otro factor que influye en el tamaño del mismo es el hecho de haber tenido o no embarazos previos.

Así, el útero durante las primeras semanas de vida mide en torno a 3-5 cm de longitud; después, debido a la falta de estímulo estrogénico en los primeros años de vida y hasta unos años antes de la pubertad el útero se reduce de tamaño siendo tan sólo de 2-3 cm. aproximadamente; a los siete años de vida, el útero comienza a crecer alcanzando unas dimensiones en la pubertad de entre 5 y 8 cm de longitud, y unos 3-4 cm en su diámetro transverso.

Esta morfología se mantendrá de manera similar hasta que la mujer tenga un embarazo, para posteriormente con la llegada de la menopausia reducir nuevamente su tamaño por la ausencia de hormonas.

El peso aproximado del útero de una mujer en edad fértil es de 75-100 g.

¿Qué es el cuello del útero?

En el útero podemos distinguir dos partes totalmente distintas y que conviene saber diferenciar:
- Cuerpo uterino.
- Cuello uterino.

El cuerpo uterino es la zona superior y más ancha del útero, es la zona encargada de acoger el óvulo fecundado y donde se desarrolla el embarazo propiamente dicho.

El cuello del útero posee una zona accesible desde la vagina, en el cual se puede ver el orificio que comunica el interior del cuerpo uterino con el exterior, desembocando en la vagina. El cuello uterino adopta distinta morfología si la mujer ha tenido un parto normal o si no a tenido o hijos, o los ha tenido con cesárea. El cuello del útero suele medir en torno a 2,5-3 cm, tamaño que está condicionado por múltiples factores.

Podemos explicar que el cuello del útero es la porción en forma de cilindro en la que acaba el cuerpo uterino y en la que distinguimos dos orificios: uno externo que es el que vemos a través de la vagina, y otro interno, llamado orificio cervical interno, que lo podríamos ver desde el interior del cuerpo uterino.

¿Qué es el endometrio?

El cuerpo uterino, por su parte, se comunica en la zona superior con las trompas. Merece la pena comentar que el cuerpo está constituido por 3 capas diferentes de tejido, todas ellas adaptadas a la función que deben cumplir. De dentro a fuera nos encontramos: el endometrio, el miometrio y la capa serosa.

El endometrio es una mucosa que presenta cambios regulares a lo largo del ciclo menstrual y que sirve de «nido» para el ovocito fecundado, o bien, si esto no se produce, es la parte del útero que se descama cada mes y hace que la mujer tenga un sangrado más o menos abundante.

El útero es un órgano diseñado para albergar a un embrión que irá creciendo y ocupará día a día más espacio; pues bien, gracias al miometrio se podrá conseguir.

El miometrio es un tejido compuesto de fibras musculares muy especiales que permiten la distensión gradual de la pared del útero y van a ser las responsables de algo tan importante para la vida humana como son las contracciones que se llevan a cabo en el momento del parto. Por este motivo, es la capa más voluminosa del útero alcanzando un espesor de hasta 2 cm.

Por último, la capa de la serosa es una fina lámina que recubre el útero en toda su extensión.

¿Qué es la vagina?

La vagina es el conducto hueco que pone en comunicación el aparato genital interno con el externo, es decir, la cavidad uterina con la vulva.

¿Cuáles son las dimensiones de la vagina?

Las dimensiones de la vagina varían entre 8 y 12 cm de longitud y forma un canal hasta localizarse en torno al orificio cervical externo: ésta es la zona más ancha de la vagina. Este canal se dirige hacia arriba, pero formando un ángulo de unos 70-75 ° con la horizontal de su base.

En la vagina podemos distinguir dos caras, una anterior y otra posterior; estas capas en su estado de reposo toman contacto físico entre ellas. El ancho de la vagina es muy variable, porque tenemos que tener en cuenta que permite el paso de una cabeza fetal que normalmente mide cerca de 10 cm. En el canal vaginal se observan unos pliegues en posición transversal u oblicua.

Si miráramos la vagina a través del microscopio observaríamos tres capas, de fuera a dentro: una capa más consistente que hace de fascia y que pone en relación la pared anterior de la vagina con la uretra y la zona inferior de la vejiga; por detrás, esta capa se relaciona con el recto, fundamentalmente.

Por dentro, y ocupando la capa media, se encuentran fibras musculares que se disponen a su vez en dos capas, la más externa, que se forma con fibras musculares que se disponen en haces longitudinales, y una capa muscular en que las fibras se colocan de manera circular en torno a toda la pared vaginal. Por último, la mucosa vaginal, que es la que recubre a los pliegues y la vagina por dentro.

¿Cuáles son los genitales externos femeninos?

Así como los genitales internos femeninos están compuestos por diferentes órganos, en los genitales externos debemos distinguir los siguientes elementos:

- Monte de Venus o pubis.
- Labios mayores.
- Labios menores o ninfas.
- Clítoris.
- Vestíbulo.
- Himen.

¿Qué es el monte de Venus?

Se denomina así a la zona conocida más habitualmente como pubis, es lo que nos encontramos al final del abdomen, que tiene forma triangular, situado encima de la zona anterior de los huesos que constituyen la pelvis.

Esta región es tapizada por vello espeso y rizado a partir de la pubertad, apareciendo además glándulas sudoríparas y sebáceas. Debajo del pubis o monte de Venus se encuentra abundante tejido graso.

¿Qué son los labios mayores?

Son dos pliegues cutáneos que rodean la terminación de la vagina, siguiéndolos hacia su zona más superior llegaríamos al monte de Venus, y hacia su región posterior observamos cómo se unen cerca del ano. También se encuentran cubiertos por vello, pero no es tan abundante como en la región del pubis. Se localizan numerosas glándulas sudoríparas y sebáceas.

¿Qué son los labios menores?

Son dos pliegues cutáneos desprovistos de folículos pilosos, es decir, no encontramos en ellos vello, como sucedía en las estructuras anteriores. Son dos pliegues que engloban al clítoris y que rodean de manera más íntima la desembocadura de la vagina; es lo que se denomina la horquilla perineal. Aunque no contiene vello, si es un tejido rico en glándulas sebáceas.

¿Qué es el clítoris?

El clítoris femenino es el equivalente del pene del hombre, ya que es realmente un órgano que contiene numerosos vasos sanguíneos y que tiene capacidad eréctil, tal y como sucede con el pene masculino. En el clítoris se localizan también abundantes terminaciones nerviosas, que son las responsables de conducir las sensaciones de la excitación sexual cuando se estimula la región.

¿Dónde se encuentra situado el clítoris?

Se encuentra situado por debajo de los labios menores en su zona superior, y a mitad de camino entre los labios mayores.

El clítoris está constituido por dos raíces, un tronco y un glande. El tronco y el glande tienen una longitud aproximada de dos centímetros, y menos de un centímetro de diámetro. Las dos raíces están en la base del clítoris y están compuestas por tejido eréctil, constituyen la mitas de la longitud total del clítoris.

¿Qué es el himen?

Es una membrana mucocutánea; es decir, compuesta de piel y de mucosa, que sirve para poner el límite de lo que es vulva y lo que es vagina. Su morfología es variable, dependiendo de las relaciones sexuales de la mujer, así como de la existencia o no de partos posteriormente. Las carúnculas son los pequeños y variables restos de himen que quedan tras la rotura mediante el coito y los partos.

SABÍA USTED QUE...

- La menstruación es un fenómeno que tan sólo sucede en algunos de los primates. Es verdad, tan sólo las grandes monas que existen en Europa y las mujeres son las que tienen la regla, el resto de mamíferos no la padecen. Las chimpancés experimentan la menstruación mensualmente como las mujeres, pero cuando viven en su estado natural rara vez aparece, debido a sus constantes embarazos y posterior lactancia, que provoca una falta de ovulación regular.

- El pene del hombre durante la excitación sexual pasa de 75 g de peso a 150 g.

- La profundidad de la vagina, en estado de reposo, es de 10 cm y su diámetro de 5 mm, y la totalidad media de la profundidad del aparato genital de la mujer alcanza los 15 cm mientras realiza el acto sexual.

- El clítoris puede pasar de 2 cm en estado de reposo a 3,5 de longitud durante la excitación sexual.

EL SISTEMA HORMONAL FEMENINO

¿Cómo empieza la reproducción humana?

La reproducción humana comienza con el desarrollo de los óvulos en los ovarios. Un solo óvulo es expulsado de un folículo ovárico hacia la cavidad abdominal a mitad de cada ciclo sexual mensual. Este óvulo sigue luego por una de las trompas de Falopio hasta el útero; si ha sido fecundado por un espermatozoide, se implantará en el útero, donde se desarrollará formando un feto, una placenta y membranas fetales.

¿Cómo está formado el óvulo?

Durante la vida fetal, la superficie exterior del ovario está cubierta por un epitelio germinal. Conforme se desarrolla el feto femenino, se diferencian óvulos primordiales a partir del epitelio germinal y emigran hacia la parte externa del ovario. A continuación, cada óvulo acumula a su alrededor una capa de células derivadas del estroma ovárico (tejido de sostén del ovario), y hace que éstas adopten una serie de características, se definen como células granulosas. El óvulo rodeado por una sola capa de células granulosas se llama folículo primordial.

¿Cuántos óvulos se forman en la mujer?

Cerca del séptimo mes de embarazo, el número de óvulos alcanza una cifra cercana a siete millones, pero la mayor parte degenera, de modo que en los dos ovarios hay al nacer cerca de un millón y sólo quedan de 300.000 a 400.000 en el momento de la pubertad.

Por tanto, durante todos los años reproductivos de la mujer, desde los 13 hasta los 46 años de edad aproximadamente, se desarrollan más o menos 400 de estos folículos para expulsar sus óvulos.

¿Cuántos óvulos se liberan cada mes?

Normalmente se libera uno cada mes; el resto degeneran, se destruyen, se dice que se hacen atrésicos.

Al terminar la etapa reproductora de la mujer, es decir, cuando alcanza la menopausia, sólo quedan en los ovarios unos cuantos folículos primordiales, e incluso éstos degeneran poco después.

¿Cómo se regula el sistema hormonal femenino?

El sistema hormonal femenino, como el masculino, incluye tres jerarquías de diferentes de hormonas.
- Una hormona que se libera en el hipotalámo, que es hormona liberadora de gonadotropinas (GnRH).
- Las hormonas liberadas por la hipófisis, que incluyen la hormona estimulante del folículo (FSH) y la hormona lutenizante (LH). Ambas se secretan bajo el estímulo de la hormona liberadora procedente del hipotálamo.
- Las hormonas ováricas, estrógenos y progesterona.

¿Existe siempre la misma secreción hormonal?

No, estas hormonas no se secretan en cantidades constantes durante el ciclo sexual mensual de la mujer, sino que lo hacen en descargas que difieren en gran medida durante las diferentes partes del ciclo.

¿Qué es el hipotálamo?

El hipotálamo es una pequeña parte del cerebro que regula una gran cantidad de procesos vitales. En él se produce la hormona liberadora de gonadotropinas, que llega a la hipófisis a través de un sistema de venas llamado sistema porta hipotálamo-hipofisario.

¿Qué es la hipófisis?

La hipófisis, también llamada glándula pituitaria, es una pequeña glándula, de menos de un centímetro, que se encuentra situada en la base del cerebro.

¿En qué partes se divide?

Según las funciones que desempeña , se divide en dos partes:
- Hipófisis anterior.
- Hipófisis posterior.

¿Qué función tiene la hipófisis anterior?

La hipófisis anterior se encarga de secretar seis hormonas importantes que son esenciales en el control del cuerpo. De ellas, las que nos interesan en este momento por su regulación de la función sexual son las llamadas hormonas estimulantes de las gónadas o gonadotropinas, que comprenden la hormona estimulante de los folículos (FSH) y la hormona luteinizante (LH).

¿Qué función desempeña la hipófisis posterior en el ciclo sexual?

La hipófisis en su parte posterior secreta dos hormonas; una de ellas es la oxitocina, que favorece el transporte de leche en las glándulas mamarias hasta los pezones durante la succión.

¿Cuál es la función de las gonadotropinas?

Los años reproductores normales de la mujer se caracterizan por cambios mensuales rítmicos en la intensidad de secreción de hormonas femeninas, con los correspondientes cambios de los órganos sexuales. Esta conducta rítmica se llama ciclo sexual femenino (o menos correctamente, ciclo menstrual).

La duración del ciclo, en promedio, es de 28 días. Puede ser tan breve como 20 días o tan largo con 45 días incluso en mujeres normales, aunque los ciclos de duración anormal suelen coexistir con disminución de la fertilidad.

El ciclo sexual femenino tiene dos resultados importantes: en primer lugar hace que en condiciones normales un solo óvulo maduro sea liberado por los ovarios cada mes, de manera que pueda empezar a crecer cada vez un solo feto. En segundo lugar, el ciclo sexual prepara adecuadamente el endometrio del útero para la implantación del óvulo fertilizado en el momento adecuado del mes.

El ciclo sexual depende por completo de las hormonas gonadotropinas secretadas por la hipófisis.

¿Cuándo actúan estas hormonas?

Los ovarios que no son estimulados por hormonas gonodatropinas se conservan inactivos, lo cual ocurre durante toda la infancia, cuando la hipófisis apenas secreta hormonas. A la edad de 9 a 10 años, aproximadamente, la hipófisis anterior empieza a secretar de forma progresiva cantidades cada vez mayores de hormonas gonadotropinas, culminando en la iniciación de los ciclos sexuales mensuales entre las edades de 11 a 16 años.

Este periodo de cambio recibe el nombre de pubertad y el primer ciclo menstrual es la menarquia. Hay que tener en cuenta que los ovarios funcionan hasta cierto punto durante la vida fetal a causa de su estimulación por otra hormona, la gonadotropina coriónica, secretada por la placenta. Sin embargo, unas semanas después del nacimiento desaparece este estímulo, y los ovarios quedan inactivos hasta la pubertad.

La FSH y la LH son proteínas pequeñas. El único efecto importante de la hormona foliculoestimulante y de la hormona luteinizante ocurre en los ovarios de la mujer.

Durante cada mes del ciclo sexual femenino, aumentan y disminuyen de manera cíclica las concentraciones de FSH y LH. Estas variaciones cíclicas producen a su vez los cambios ováricos cíclicos que se explican a continuación. Tanto la FSH como la LH estimulan a sus células ováricas diana al unirse con receptores de las membranas celulares. Los receptores activados incrementan a su vez tanto la magnitud de la secreción de estas células como su crecimiento y proliferación.

CICLO OVÁRICO

¿Cómo es el ciclo del ovario?

Al nacer la niña, cada uno de sus óvulos se encuentra rodeado de una sola capa de células llamadas células granulosas. El óvulo con su túnica de células granulosas se llama folículo primordial. Durante la infancia, las células granulosas dan nutrición al óvulo y también secretan un factor inhibidor de la maduración de los oocitos, que conserva al óvulo en un estado primordial. A continuación, tras la pubertad, época en que la hipófisis anterior secreta grandes cantidades de FSH y LH, empiezan a crecer los ovarios con los folículos que contienen.

En el ciclo del ovario, distinguimos:
- Fase de crecimiento de los folículos.
- Fase de ovulación.
- Fase del cuerpo lúteo.

¿Cómo es la fase de crecimiento de los folículos?

La primera etapa del crecimiento folicular consiste en un moderado aumento de tamaño del propio óvulo, que incrementa su diámetro de dos a tres veces. A continuación, empiezan a crecer capas adicionales de células granulosas, y el folículo se convierte en el llamado folículo primario. El desarrollo folicular puede alcanzar esta etapa incluso en ausencia de FSH y LH, pero no puede proseguir más allá sin estas dos hormonas.

Durante los primeros días tras el comienzo de la menstruación, aumentan ligera o moderadamente las concentraciones de FSH y LH; el aumento de la primera precede al de la segunda en unos cuantos días. Estas hormonas, en especial la FSH, aceleran el crecimiento de 6 a 12 folículos primarios cada mes. El efecto inicial consiste en inducir una proliferación rápida de las células granulosas, originando muchas más capas de las mismas. Además, muchas células con forma alargada se acumulan también formando varias hileras por fuera de las células granulosas, lo que origina una segunda masa celular, llamada teca.

La teca se divide en dos capas, una interna y otra externa. En la teca interna las células adoptan unas características peculiares que les permiten secretar hormonas esteroideas. La capa exterior de la teca tiene mucha irrigación sanguínea, y se convierte en la cápsula que envuelve el folículo en desarrollo.

Después de la fase proliferativa temprana de crecimiento, que dura varios días, la masa de células granulosas secreta un líquido folicular que contiene una elevada concentración de estrógenos, una de las hormonas femeninas más importantes y de la que se hablará más adelante. La acumulación de este líquido produce un nuevo tipo de folículo, que es el folículo antral. El crecimiento inicial de los folículos primarios hasta llegar al estadío antral es estimulado principalmente por la FSH.

A continuación tiene lugar una gran aceleración del crecimiento de los folículos. Así pues, una vez que los folículos antrales empiezan a crecer, su crecimiento posterior transcurre muy rápidamente. Conforme aumenta de tamaño el folículo, el propio óvulo se conserva embebido en esta masa de células granulosas. El conjunto del óvulo y de las células granulosas que lo rodean recibe el nombre de cúmulo oóforo

¿Cuantos folículos llegan a madurar totalmente?

Después de una semana o más de crecimiento, pero antes de producirse la ovulación, uno de los folículos empieza a crecer más que los otros; el resto involuciona (por un proceso llamado atresia), y se dice que estos folículos se vuelven atrésicos.

Es evidente que este proceso de atresia es muy importante, por cuanto permite que sólo uno de los folículos crezca lo suficiente para ovular.

¿Qué tamaño alcanza el folículo maduro?

Este folículo aislado que sigue creciendo alcanza una dimensión aproximada de 1 a 1,5 centímetros al llegar el momento de la ovulación, recibiendo el nombre de folículo maduro.

¿Cuándo se produce la ovulación?

La ovulación en una mujer que tiene un ciclo sexual de 28 días tiene lugar 14 días después de iniciada la menstruación.

¿A qué es debida?

La hormona luteinizante (LH) es necesaria para el crecimiento final del folículo y para la ovulación. Sin esta hormona, aunque disponga de grandes cantidades de FSH, el folículo no progresa hasta la etapa de ovulación.

Unos dos días antes de la ovulación, el ritmo de secreción de LH por la hipófisis aumenta de seis a diez veces, hasta alcanzar su máximo unas 18 horas antes de la ovulación. Al mismo tiempo, la FSH también aumenta de dos a tres veces y las dos hormonas actúan a la vez provocando una tumefacción extraordinariamente rápida del folículo poco antes de la ovulación.

La LH también tiene acciones específicas sobre las células de la teca y de la granulosa, induciendo una mayor secreción de progesterona y una menor secreción de estrógenos. En consecuencia, el ritmo de secreción de estrógenos empieza a disminuir más o menos un día antes de la ovulación, mientras que comienzan a secretarse pequeñas cantidades de progesterona.

Es decir, la ovulación se produce en un ambiente de:
- Crecimiento muy rápido del folículo.
- Secreción decreciente de estrógenos después de una fase prolongada de secreción intensa.
- Comienzo de secreción de progesterona.

Sin el impulso inicial de la hormona luteinizante, la ovulación no tendría lugar.

¿Qué cambios se producen en la anatomía del folículo durante la ovulación?

En un plazo de pocas horas tienen lugar dos acontecimientos, ambos necesarios para la ovulación:
- La teca externa (la cápsula del folículo) empieza a formar una serie de sustancias con capacidad para destruir, que disuelven la pared y la debilitan, originando una mayor hinchazón de todo el folículo.
- Ocurre un crecimiento rápido de nuevos vasos sanguíneos hacia la pared del folículo y al mismo tiempo se secretan prostaglandinas (sustancias que aumentan el calibre de los vasos sanguíneos aumentando la circulación hacia los tejidos del folículo).

Con la combinación de los dos mecanismos se consigue la rotura del folículo folicular con la posterior liberación del óvulo.

¿En qué consiste la fase lútea?

Durante las siguientes horas a la expulsión del óvulo desde el folículo, las células granulosas restantes cambian rápidamente y se convierten en células luteínicas. Alcanzan a continuación un diámetro de dos o más veces el de las células granulosas normales y se llenan de sustancias con lípidos, que les dan una tonalidad amarillenta. Este proceso se llama luteinización y la masa celular se llama en conjunto cuerpo lúteo.

¿Cuál es la función del cuerpo lúteo?

Las células luteínicas desarrollan una estructura celular, que forma grandes cantidades de hormonas sexuales femeninas, progesterona y estrógenos, en especial la primera.

¿Cómo es el cuerpo lúteo?

En el cuerpo lúteo hay células granulosas y células de la teca. Las segundas sintetizan fundamentalmente andrógenos, como la androstenodiona y la testosterona, en vez de hormonas sexuales femeninas. Sin embargo, la mayor parte de estos productos son convertidos posteriormente en hormonas femeninas.

En la mujer normal, el cuerpo amarillo llega a alcanzar un tamaño aproximado de 1,5 centímetros, a los 7 u 8 días de la ovulación. Más tarde empieza a desaparecer y pierde sus funciones secretoras y sus características lipídicas.

¿Qué es el cuerpo blanco?

Aproximadamente a los 12 días de la ovulación, el cuerpo amarillo ha perdido totalmente su contenido en lípidos y se transforma en el denominado cuerpo blanco. Durante las semanas siguientes, éste degenera más todavía hasta que es sustituido por otro tipo de tejido.

¿Cómo se produce la transformación de células foliculares a luteínicas?

El cambio de células foliculares a células luteínicas depende por completo de la secreción de hormona luteinizante (LH) por la hipófisis anterior. De hecho, esta función es la que dio a la LH su nombre de «luteinizante».

El cuerpo lúteo constituye un órgano secretor, que produce grandes cantidades de ambas hormonas, progesterona y estrógenos

¿Cómo se produce la desaparición del cuerpo lúteo?

En particular los estrógenos, y en menor grado la progesterona, secretados por el cuerpo amarillo durante la fase luteínica del ciclo ovárico, tienen un poderoso efecto de inhibición sobre la hipófisis anterior, para que disminuya la secreción tanto de FSH como de LH.

Además, las células luteínicas secretan también cantidades moderadas de la hormona inhibina. Esta hormona también inhibe la secreción de la hipófisis anterior, en especial de la FSH.

Como resultado, disminuyen a un nivel muy bajo las concentraciones sanguíneas de FSH y LH, y la pérdida de éstas hace que el cuerpo lúteo degenere por completo, proceso que se llama desaparición del cuerpo lúteo.

¿Cuándo desaparece el cuerpo lúteo?

Esto sucede casi de manera exacta al final de los 12 días de vida del cuerpo lúteo, es decir, cerca del día 26 del ciclo sexual femenino normal, los días antes de que se inicie la menstruación.

En este momento, la falta de secreción de estrógenos, progesterona, no existe inhibición sobre la hipófisis anterior y le permite empezar de nuevo a secretar cantidades progresivamente crecientes de FSH y, unos cuantos días después, de LH.

Ambas hormonas desencadenan el crecimiento de nuevos folículos para empezar un nuevo ciclo ovárico. Al mismo tiempo, la secreción escasa de progesterona y estrógenos produce la menstruación por desprendimiento del endometrio en el útero.

CICLO DEL ENDOMETRIO

Acompañando a la producción cíclica de estrógenos y progesterona por el ovario, se produce un ciclo endometrial que pasa por las siguientes etapas:

- Proliferación, crecimiento del endometrio.
- Cambios secretores del endometrio.
- Descamación, desprendimiento del endometrio, que se conoce con el nombre de menstruación.

¿En qué consiste la fase proliferativa?

Es la fase con predomino de estrógenos. Al comienzo de cada ciclo menstrual, la mayor parte del endometrio se descama por el proceso de la menstruación. En consecuencia, después de ésta sólo existe una delgada capa de endometrio. Por influencia de los estrógenos, secretados en cantidades crecientes por el ovario durante la primera parte del ciclo, las células proliferan con rapidez y la superficie endometrial se reviste nuevamente de epitelio en un plazo de cuatro a siete días después de iniciada la menstruación.

Durante las dos primeras semanas del ciclo sexual, es decir, hasta que ocurre la ovulación, el espesor del endometrio aumenta notablemente a causa del número cada vez mayor de células y del crecimiento progresivo de sus glándulas y de los vasos sanguíneos.

En el momento de la ovulación tiene un espesor de 3 a 4 milímetros, y las glándulas, en especial las de la región del cuello, secretan un moco delgado y poco viscoso. Los filamentos de moco se alinean a lo largo del conducto cervical y forman conductos que ayudan a guiar a los espermatozoides en la dirección apropiada hacia el interior del útero.

¿Cómo es la fase secretora?

Durante la segunda mitad del ciclo sexual, los estrógenos y la progesterona son secretados en grandes cantidades por el cuerpo amarillo.

Los estrógenos sólo producen una ligera proliferación celular adicional del endometrio durante esta fase del ciclo, pero la progesterona causa una tumefacción considerable y un gran desarrollo de las propiedades secretoras del endometrio.

Las glándulas aumentan su tortuosidad y sus células acumulan sustancias secretoras y el riego sanguíneo del endometrio aumenta más todavía, en proporción al desarrollo de la actividad secretora, al mismo tiempo que los vasos sanguíneos se hacen muy tortuosos. Al final de la fase secretora, el endometrio tiene un grosor de 5 a 6 milímetros.

La finalidad de todos estos cambios es producir un endometrio muy secretor que contenga grandes cantidades de elementos nutritivos almacenados para ponerlos a disposición del huevo fecundado si entra en escena durante la última mitad del ciclo menstrual.

Desde que un óvulo fertilizado llega a la cavidad uterina desde la trompa hasta que se implanta, las secreciones uterinas proporcionan la nutrición adecuada para el óvulo en división. Después, cuando se implanta, las células de la superficie del blastocisto comienzan a digerir el endometrio, absorbiendo las sustancias almacenadas y proporcionando más nutrientes al embrión.

¿En qué consiste la menstruación?

Unos dos días antes de terminar el ciclo sexual, las hormonas ováricas, estrógenos y progesterona disminuyen bruscamente hasta valores muy bajos, y todo ello va seguido de la menstruación.

La menstruación se debe a la brusca reducción de las concentraciones de estrógenos y progesterona, especialmente de esta última, al término del ciclo ovárico mensual. La primera consecuencia de esta disminución es una reducción del grado de estimulación de las células del endometrio, lo que condiciona una involución rápida del endometrio, cuyo espesor se reduce hasta un 65 % del que tenía antes. Durante las 24 horas que preceden a la menstruación, los vasos sanguíneos tortuosos que irrigan las capas mucosas del endometrio sufren espasmos, quizá por algún efecto asociado con la involución. El vasospasmo y la falta de estímulo hormonal originan el comienzo de la destrucción de la necrosis del endometrio, sobre todo de los vasos sanguíneos. Gradualmente, las capas necróticas más externas del endometrio se separan del útero a nivel de las zonas hemorrágicas hasta que, en un plazo aproximado de 48 horas tras el comienzo de la menstruación, todas las capas del endometrio se han desprendido. Después se produce una serie de contracciones en el útero que se vacía en contenido de sangre.

Durante la menstruación normal se pierden unos 40 mililitros de sangre y otros 35 mililitros de otros tipos de líquido. Este líquido menstrual normalmente no coagula, porque junto con el material del endometrio se libera una sustancia llamada fibrinolisina, que lo impide. Sin embargo, si la pérdida de sangre por la superficie del útero es excesiva, la cantidad de fibrinolisina quizá no baste para evitar la coagulación. La presencia de coágulos durante la menstruación suele ser un signo clínico de trastornos uterinos.

Entre cuatro a siete días tras el comienzo de la menstruación, cesa la pérdida de sangre, por entonces el endometrio se ha vuelto a epitelizar por completo. Durante la menstruación se libera un número enorme de leucocitos junto con el material necrótico y la sangre. Probablemente alguna sustancia liberada por la necrosis endometrial produce esta salida de leucocitos. Gracias a la presencia de este número elevado de glóbulos blancos y quizá a otros factores, el útero es resistente a la infección.

REGULACIÓN DEL RITMO MENSTRUAL FEMENINO

¿Cómo se relacionan las hormonas ováricas y las del hipotálamo e hipófisis?

Una vez que hemos visto los principales cambios cíclicos que tienen lugar durante el ciclo sexual femenino, hay que intentar explicar el mecanismo rítmico básico que origina estas variaciones cíclicas.

¿Qué función tiene la hormona liberadora de gonadotropinas (GnRH)?

La secreción de la mayor parte de las hormonas de la hipófisis anterior está controlada por hormonas liberadoras que se forman en el hipotálamo y que son transportadas a la hipófisis anterior a través del sistema vascular llamado sistema porta hipotálamo-hipofisario.

En el caso de las gonadotropinas, es importante cuando menos un factor de liberación, la hormona liberadora de gonadotropinas (GnRH).

Se sabe que la secreción hipotalámica de GnRH no es continua, sino que ocurre en pulsos que duran varios minutos y que tienen lugar cada 1-3 horas. Además, cuando se infunde continuamente la GnRH, desaparecen sus efectos de estimulación de la liberación de LH y FSH por la hipófisis anterior. Así pues, y por razones desconocidas, la naturaleza pulsátil de la GnRH es fundamental para que tengan lugar sus efectos.

La liberación pulsátil de GnRH causa también una liberación pulsátil de LH. En menor grado, la secreción de FSH se encuentra modulada por pulsos hipotalámicos de GnRH, pero su efecto sobre la secreción de esta gonadotropina es más prolongado, permaneciendo durante horas y sin tener carácter pulsátil.

La actividad de las neuronas que inducen la liberación de GnRH tiene lugar de forma primaria en el hipotálamo, en su parte inferior, en una zona llamada núcleo arcuato. Existen además múltiples centros cerebrales, que transmiten señales al núcleo arcuato para modificar tanto la intensidad de liberación de GnRH como la frecuencia de sus pulsos, explicando probablemente la dependencia de la función sexual femenina de múltiples factores psíquicos.

¿Cómo modulan los estrógenos y la progesterona la secreción de FSH y LH?

Pequeñas concentraciones de estrógenos y cantidades algo mayores de progesterona inhiben la producción de FSH y LH. Estos efectos se conocen con el nombre de retroalimentación negativa. Quiere decir que el aumento de sus concentraciones tiene un efecto de inhibir la producción a nivel de la hipófisis. Aunque funcionan fundamentalmente a nivel de la hipófisis anterior, también producen este efecto a nivel hipotalámico, disminuyendo la secreción de GnRH, especialmente mediante una alteración en la frecuencia de sus pulsos.

Además de los estrógenos y de la progesterona, hay otra hormona más, llamada inhibina, secretada simultáneamente con las hormonas sexuales esteroideas por las células del cuerpo lúteo que parece participar en este mecanismo de retroalimentación negativa. Esta inhibina tiene el mismo efecto en la mujer que el varón, reduciendo la secreción de FSH por la hipófisis anterior y también, en menor grado, la de LH. Por tanto, se cree que la inhibina podría tener una importancia especial para disminuir la secreción de FSH y LH hacia el final del ciclo sexual femenino.

¿Qué son los ciclos anovuladores?

Si el estímulo intenso preovulatorio de hormona LH no alcanza bastante intensidad, no se producirá la ovulación; entonces se dice que el ciclo es anovulador.

La mayor parte de las variaciones cíclicas del ciclo sexual prosiguen, pero se alteran de la siguiente forma: en primer lugar, la falta de ovulación impide que se desarrolle el cuerpo amarillo y, en consecuencia, casi no hay secreción de progesterona durante todo el ciclo. En segundo lugar, el ciclo se acorta en varios días, pero el ritmo persiste. Los primeros ciclos después de la pubertad, y varios años antes de la menopausia, suelen ser anovuladores, quizás porque el aumento brusco de LH no es lo bastante intenso en esas épocas para causar la ovulación.

HORMONAS DEL OVARIO

¿Qué funciones tienen las hormonas del ovario?

Los dos tipos de hormonas sexuales producidas por el ovario son los estrógenos y los progestágenos. El más importante de los estrógenos es la hormona llamada estradiol, y el de los progestágenos es la progesterona.

Los estrógenos fomentan sobre todo la proliferación y el crecimiento de células específicas del cuerpo y se encargan del desarrollo de la mayor parte de los caracteres sexuales típicos de la mujer.

Por otra parte, los progestágenos se relacionan casi por completo con la preparación final del útero para el embarazo y de las mamas para la lactancia.

¿Qué tipos existen?

● Estrógenos:

En la mujer normal no embarazada, sólo los ovarios secretan estrógenos en cantidades importantes, aunque también la parte de la corteza de la glándula suprarrenal los secreta pero en mucha menor magnitud. Durante el embarazo, la placenta también produce estrógenos.

Se encuentran tres estrógenos importantes en la sangre de la mujer: estradiol, estrona y estriol. El estrógeno principal secretado por los ovarios es el estradiol; también produce cantidades pequeñas de estrona, pero la mayor parte de ésta se forma en otras partes del cuerpo. El estriol es un producto derivado tanto del estradiol como de la estrona, y su conversión ocurre sobre todo en el hígado. El estradiol es 12 veces más potente en sus acciones que la estrona y 80 veces que el estriol. Por este motivo se considera que el estradiol es el estrógeno principal.

● Progestágenos:

El progestágeno más importante es, con mucho, la progesterona. Sin embargo, se secretan también junto con ella pequeñas cantidades de otro progestágeno, la hidroxiprogesterona, que tiene en esencia las mismas acciones. A efectos prácticos, suele ser adecuado considerar que la progesterona es el único progestágeno importante.

En la mujer normal no embarazada, los ovarios secretan progesterona en cantidades importantes sólo durante la mitad final de cada ciclo ovárico, cuando es producida en el cuerpo lúteo. Sólo aparecen cantidades minúsculas de progesterona en el plasma durante la primera mitad del ciclo ovárico, secretada aproximadamente por igual por los ovarios y las cortezas suprarrenales. Sin embargo, la placenta secreta cantidades muy grandes de esta hormona durante el embarazo, en especial después del cuarto mes de gestación.

¿Cómo es su síntesis?

Se sintetizan en los ovarios, principalmente a partir del colesterol que hay en sangre. En este proceso de síntesis, la progesterona y la testosterona se sintetizan en primer lugar; después, en la fase folicular del ciclo ovárico, antes de que puedan abandonar los ovarios, casi toda la testosterona y gran parte de la progesterona son convertidas en estrógenos. Durante la fase luteínica del ciclo, se forma mucha más progesterona de la que se convierte, lo que explica la liberación de dicha hormona en esta fase del ciclo. Incluso así, la cantidad de testosterona secretada a la circulación por los ovarios es mucho menor que la liberada por los testículos.

Los estrógenos y la progesterona se transportan por la sangre unidos principalmente a una especie de proteína. Sin embargo, la unión con las proteínas es tan débil que se liberan con rapidez hacia los tejidos en un plazo de unos 30 minutos.

El hígado convierte a los potentes estrógenos estradiol y estrona en el estrógeno casi inactivo estriol.

FUNCIONES DE LOS ESTRÓGENOS

La principal función de los estrógenos es causar proliferación celular y crecimiento de los tejidos en los órganos sexuales y otros relacionados con la reproducción.

¿Qué efecto hacen sobre el útero y los genitales externos?

Durante la infancia, los estrógenos son secretados en muy pequeñas cantidades, pero después de la pubertad su secreción aumenta mucho, por influencia de las hormonas gonadotrópicas hipofisarias, llegando a ser de hasta 20 veces más las cifras previas. Es entonces cuando los órganos sexuales femeninos pasan de ser infantiles a presentar los caracteres de la vida adulta. Las trompas de Falopio, el útero y la vagina aumentan de volumen; también se desarrollan los genitales externos, se deposita grasa en el monte de Venus y labios mayores, con agrandamiento considerable de los labios menores.

Además del aumento de volumen de la vagina, los estrógenos modifican el tejido que la recubre, que pasa de estar formado por células de aspecto cúbico a otras que se disponen de forma escalonada, mucho más resistentes a los traumatismos y las infecciones que el epitelio de antes de la pubertad.

Durante los primeros años que siguen a la pubertad, las dimensiones del útero aumentan al doble o al triple. Sin embargo, más importantes todavía que el aumento del volumen son los cambios que ocurren en el endometrio por influencia de los estrógenos, que provocan gran proliferación de éste con desarrollo de las glándulas adecuadas, que más tarde servirán para ayudar a la nutrición del huevo implantado. Sobre el cuello del útero producen un aumento de la anchura del conducto y del orificio externo, que alcanza su máximo en el momento de la ovulación. Actuando sobre las células productoras de la secreción del cuello, hacen que ésta sea transparente, poco viscosa, clara y de fácil penetración para los espermatozoides.

¿Qué efecto producen sobre las trompas de Falopio?

Los estrógenos tienen sobre el revestimiento de las trompas de Falopio un efecto similar al que ejercen sobre el endometrio del útero. Hacen que las células con glándulas crezcan y que el número de las células de las que parten unas estructuras alargadas llamadas cilios, que revisten las trompas de Falopio, aumenten. También estimulan considerablemente la actividad de los cilios, que siempre se mueven en dirección al útero. Sin duda, ello ayuda a transportar con facilidad el huevo fecundado hacia la matriz.

¿Qué efecto consiguen sobre las mamas?

Los estrógenos producen:
- Desarrollo de los tejidos del interior de las mamas.
- Crecimiento de un sistema muy amplio de conductos.
- Depósito de grasa en las mamas.

El sistema de conductos de la mama se desarrolla en grado ligero, pero son la progesterona y la prolactina las que estimulan el crecimiento y función de estas estructuras. En resumen, los estrógenos estimulan el desarrollo de las mamas y el aparato productor de leche, también son causa de la aparición de las características de la mama femenina madura, pero no completan el trabajo de convertir las mamas en órganos productores de leche.

¿Qué efecto producen sobre el esqueleto?

Los estrógenos aumentan la actividad de las células formadoras de hueso, llamadas osteoblastos. Por tanto, al llegar la pubertad, cuando la niña entra en su periodo de fertilidad, el crecimiento se acelera durante unos años.

Sin embargo, los estrógenos tienen otro efecto sobre el crecimiento esquelético, provocan la soldadura de las diferentes partes de los huesos largos. Este efecto es mucho más intenso en la mujer que el de la testosterona en el varón. En consecuencia, el crecimiento de la mujer suele cesar unos años antes que el del varón. La mujer que por alguna enfermedad está desprovista de estrógenos crece habitualmente varios centímetros más que la mujer madura normal, porque sus huesos tardan en cerrarse por completo.

La osteoporosis es favorecida por el déficit de estrógenos que se produce en la mujer mayor.

Después de la menopausia, los ovarios casi no secretan estrógenos. Esta deficiencia de estrógenos conduce a:

- Disminución de la actividad de las células productoras de hueso.
- Disminución de la matriz del hueso.
- Menor depósito de calcio y fosfato en el hueso.

En algunas mujeres, este efecto es muy intenso y el trastorno resultante es la osteoporosis. Este fenómeno puede debilitar en gran medida los huesos y producir fracturas, en especial de las vértebras.

¿Qué efecto tienen sobre el metabolismo de los lípidos?

Los estrógenos aumentan un poco la intensidad del metabolismo, pero este efecto es sólo un tercio del que tiene la testosterona. Sin embargo, inducen el depósito de grandes cantidades de lípidos en el tejido situado inmediatamente debajo de la piel (tejido subcutáneo). Además del depósito de grasa en mamas y tejidos subcutáneos, los estrógenos provocan depósitos muy intensos de grasa a nivel de regiones glúteas y muslos, lo que constituye una característica de la figura femenina.

Antes de llegar a la menopausia, son un factor protector cardiovascular, por su acción sobre el colesterol, que se ve disminuido

¿Tienen efecto sobre el pelo?

Los estrógenos no modifican de forma considerable la distribución del pelo, pero éste se desarrolla en la región pubiana y en las axilas después de la pubertad. Es probable que este crecimiento dependa sobre todo de los andrógenos producidos por las suprarrenales.

¿Qué repercusión tienen sobre la piel?

Los estrógenos hacen que la piel tome una textura especial, blanda y lisa, pero más gruesa que la del niño. Los estrógenos también pueden hacer que la piel tenga más riego sanguíneo de lo normal. Este efecto muchas veces coexiste con un aumento de temperatura de la piel, favoreciendo las hemorragias en caso de lesiones cutáneas.

FUNCIONES DE LA PROGESTERONA

¿Qué efecto tiene sobre el útero?

Desde luego, la función más importante de la progesterona consiste en fomentar los cambios secretores del endometrio durante la segunda mitad del ciclo sexual femenino, con lo que prepara al útero para la implantación del óvulo fecundado.

Además de este efecto sobre el endometrio, la progesterona disminuye la frecuencia de las contracciones uterinas, con lo cual ayuda a evitar la expulsión del huevo implantado.

¿Qué efecto tiene sobre las trompas de Falopio?

La progesterona también estimula los cambios secretores en la mucosa que reviste las trompas de Falopio. Asimismo, estas secreciones son importantes para la nutrición del huevo que está empezando a dividirse cuando sigue el trayecto a lo largo de las trompas de Falopio antes de implantarse en el útero.

¿Qué efecto tiene sobre las mamas?

La progesterona estimula el desarrollo final de los conductos y tejido de las mamas, haciendo que las células proliferen, aumenten de volumen y adopten carácter secretor. Sin embargo, la progesterona no provoca en realidad secreción de leche pues la secreción de leche sólo ocurre cuando la mama preparada es estimulada secundariamente por la prolactina de la hipófisis.

La progesterona también puede hacer que las mamas aumenten de volumen. Parte de este aumento depende del desarrollo del sistema de conductos, pero parte parece depender asimismo de un aumento de líquido en el propio tejido.

ANATOMÍA DEL APARATO
GENITAL MASCULINO

¿De qué órganos consta el aparato genital masculino?

El aparato genital masculino consta de una serie de órganos que podemos dividir en genitales externos e internos.
- Genitales internos:
  - Testículos.
  - Canales deferentes.
  - Vesículas seminales.
  - Próstata.
  - Uretra.
- Genitales externos:
  - Pene.
  - Escroto.

¿Qué son los testículos?

Son las gónadas o glándulas destinadas a producir las hormonas masculinas, es decir, la testosterona. Están alojadas fuera del abdomen, en una bolsa de piel llamada escroto. Hay dos, su forma es ovoide y miden unos 4 x 3 centímetros.

¿Cómo están formados en su interior?

En el interior de los testículos encontramos multitud de finos tubos, los tubos seminíferos, donde se forman los espermatozoides o células productores masculinas. Estos tubos se reúnen y forman el canal del epidídimo. Este canal se fusiona directamente con el conducto deferente.

¿Qué es el canal deferente?

Es un conducto largo, que se dirige hacia la cavidad abdominal, y conduce los espermatozoides hacia la uretra.

¿Qué son las vesículas seminales?

Son unas glándulas situadas junto a los conductos deferentes y abocan las secreciones por ellos elaboradas.

¿Para qué sirve la próstata?

Es una glándula única que secreta unas sustancias que, junto con las secreciones de las vesículas seminales y los espermatozoides, formarán el semen o esperma. A nivel de la próstata se juntan los dos canales deferentes, y a partir de aquí sale un único canal.

¿Cuánto mide la próstata?

La próstata tiene un tamaño más o menos pequeño durante toda la infancia y empieza a desarrollarse a partir de la pubertad por el estímulo de la hormona testosterona. Esta glándula alcanza un volumen casi estacionario hacia los 20 años y sigue así hasta los 50. Por entonces, en algunos varones empieza a degenerar al mismo tiempo que disminuye la producción de testosterona por los testículos.

¿Qué es la uretra?

Es un canal que conduce tanto la orina como el semen hasta el exterior. Ambas salidas son controladas por una pequeña válvula que impide que las sustancias salgan a la vez. La uretra llega al exterior a través del pene.

¿Cómo está formado el pene?

Es el órgano de copulación masculino. Es un órgano eréctil, recorrido por numerosos vasos sanguíneos. El pene acaba en una dilatación llamada glande. Está recubierto por una piel muy fina, que en la base del glande forma un repliegue llamado prepucio. En algunas ocasiones el prepucio forma, por delante del glande , un anillo de piel que imposibilita total o parcialmente la exteriorización del pene, alteración llamada fimosis, que puede provocar algunas infecciones. Por debajo del pene hay una bolsa o saco de piel, que es el escroto. El escroto está dividido en dos compartimentos, en los cuales se alojan los testículos.

FECUNDACIÓN HUMANA

¿En qué consiste la fecundación humana?

El desarrollo del ser humano se inicia con la fecundación. Se trata de un proceso biológico en el cual un gameto masculino (espermatozoo) se une a un gameto femenino (oocito), para formar una célula que se llama cigoto.

Los espermatozoides se producen en los testículos y se expulsan con la eyaculación, mientras que los oocitos, los gametos femeninos, se maduran en los ovarios y son mensualmente eliminados. En el supuesto de que no sean fecundados se producirá la menstruación.

Un cigoto es una célula que contiene cromosomas y genes que derivan de la madre y del padre.

¿En qué lugar del aparato reproductor femenino se realiza la unión de los gametos?

El lugar en el que se produce la fecundación, habitualmente, es en la trompa de Falopio, concretamente en su porción más larga y ancha.

Para que se produzca la correcta unión entre los gametos, los espermatozoides han tenido que librar numerosas barreras físicas y químicas en su camino, desde su salida del pene hasta llegar a las trompas de Falopio.

¿Cuál es la primera barrera que tienen que salvar los espermatozoides en el camino de la fecundación?

Una vez que los espermatozoides son depositados en la vagina, «nadan» hacia el orificio cervical en busca del gameto femenino. La primera barrera que deben salvar es el moco que ocupa el canal del cuello uterino. La consistencia y las características del moco cervical varían, siendo más favorables para la fecundación en los días periovulatorios.

En el momento del coito, se desarrollan pequeñas contracciones uterinas, que junto con la movilidad de los espermatozoides, ayudan a que se produzca el ascenso hacia la cavidad uterina y, posteriormente, hacia las trompas.

¿Cuánto tiempo pueden permanecer los espermatozoides en el útero?

Los espermatozoides pueden permanecer en el cuello uterino un máximo de 72 horas, el paso por el cuello del útero y el contacto con el moco cervical es fundamental para preparar el espermatozoide para fecundar el oocito.

Por su parte, el oocito ha sido madurado en el ovario, y tras un estímulo hormonal es expulsado hacia las trompas, produciéndose en ese momento la ovulación.

A los dos o tres minutos de la ovulación, el oocito se encuentra en la región de la trompa más próxima al ovario, la región ampular. La trompa tiene pequeños «pelitos» que movilizan el oocito y, posteriormente, el óvulo fecundado, hacia el interior del útero.

¿Qué es un óvulo?

Aunque se utiliza frecuentemente como sinónimo de gameto femenino, el óvulo es el nombre que recibe la unión de los gametos, cuando el espermatozoide ha fecundado el oocito, formando el cigoto: la mínima expresión de lo que puede llegar a ser un ser humano.

¿Cuánto tiempo tarda en llegar un óvulo al útero?

El óvulo es trasportado a través de la trompa hacia el útero, durante tres días aproximadamente. Si en este momento, el óvulo se detiene por cualquier razón durante este tiempo, la mujer padecerá un embarazo ectópico.

¿Qué sucede mientras el óvulo viaja por la trompa de Falopio?

Durante el tiempo que se encuentra el óvulo en la trompa, la mucosa uterina se prepara para acoger el fruto de la concepción.

Después de la fertilización, es decir, cuando el espermatozoide ha conseguido entrar dentro del oocito, comienza rápidamente la división celular, la expresión de los genes humanos se inicia entre la fase de cuatro y ocho células.

¿Cuánto tiempo tiene el oocito para poder ser fecundado?

No se sabe con exactitud, pero se estima que desde que es transportado a la trompa las 12-24 horas siguientes son las que el oocito es receptivo a los espermatozoides y se puede producir la formación del óvulo. Este periodo varía en el caso de las técnicas de reproducción asistida, que puede ser algo mayor de un día.

Por lo general, se dice que la gran mayoría de los embarazos se produce cuando el coito tiene lugar en el intervalo de los tres días que preceden a la ovulación.

¿Cuándo llega el fruto de la fertilización al útero?

Desde que se produce la ovulación hasta que el oocito es fecundado y llega a la cavidad uterina, pasan tres días. El embrión cuando llega al útero consta de ocho células que rápidamente aumentarán su número.

¿Qué es un blastocito?

Es un embrión de una cantidad de células variable, que puede oscilar entre 30 a 200, y que no está implantado en la cavidad uterina; por hacerlo sencillo, «flota» dentro del útero en espera de encontrar un lugar donde anidar, que suele ser en la zona superior del útero.

La implantación es el proceso por el cual el embrión se adhiere a la pared uterina y contacta con la circulación sanguínea de la madre, para iniciar la formación de lo que será la placenta.

¿Cuánto tiempo transcurre hasta que se produce la implantación del embrión?

Desde que el oocito es fertilizado hasta que comienza la implantación embrionaria en la pared uterina transcurren de 5 a 7 días, es decir, el embrión se encuentra en la cavidad uterina libre, de dos a tres días después de la entrada del embrión en la cavidad uterina.

Si lo relacionamos con el ciclo menstrual, la mujer estaría en su día 18-19 del ciclo.

¿Puede la implantación producir un sangrado vaginal?

Esto es importante, porque a menudo la implantación del embrión provoca un sangrado escaso vaginal, que la mujer puede confundir con una menstruación más precoz y algo distinta, llegando a retrasar el diagnóstico del embarazo.

Para que se produzca la implantación del embrión en la pared del útero, debe producirse una serie de cambios y transformaciones en la mucosa que recubre el útero, el endometrio. Si estos cambios no van al unísono con las etapas del embrión y su desarrollo celular, la implantación no puede tener lugar. El endometrio sólo es receptivo unos días, tras los cuales, se perderá el fruto de la fertilización.

¿En qué momento tras la ovulación se forma la placenta?

La placenta se forma dos semanas después de la ovulación, para lo cual intervienen numerosos procesos químicos que facilitan la convivencia de dos seres con información genética diferente en perfecta armonía.

La fase embrionaria dura desde este momento hasta la semana 12 de gestación, posteriormente tendremos que hablar de etapa fetal.

¿Cuándo se produce un test de embarazo positivo?

El test de embarazo que habitualmente es adquirido en las farmacias puede dar positivo a partir de 17 días después de la fertilización, lo que corresponde con 3-4 días de falta de menstruación.

SABÍA USTED QUE...

- Son necesarios 72 días aproximadamente para la correcta producción de los espermatozoides que son almacenados en el epidídimo antes de la eyaculación. El epidídimo se localiza sobre los testículos, la función de almacenaje permite la posibilidad de eyaculaciones repetidas.

- Para que los espermatozoides se mantengan «funcionantes» en el epidídimo, se necesita una hormona llamada testosterona y una temperatura de los genitales externos masculinos adecuada.

- Es posible encontrar esperamatozoides en las trompas de Falopio 5 minutos después de haberse depositado el semen en la vagina.

- Gameto deriva del griego *gamete,* que significa esposo.

ANTICONCEPCIÓN

¿Qué es la anticoncepción?

Es el conjunto de procedimientos que proporcionan períodos de infertilidad voluntaria.

¿Cómo se valora su eficacia?

La eficacia o seguridad de un método anticonceptivo se valora, habitualmente, mediante el índice de Pearl (I.P.) que expresa el número de fallos por mil dividido entre el número de ciclos de exposición.

Se acepta como método:

- Excelente: de 0 a 2.
- Aceptable: 2 a 10.
- Rechazable: por encima de 10.

Es importante, además de la eficacia de un método anticonceptivo, valorar su grado de aceptación por parte de las usuarias, su inocuidad y el que sea reversible.

¿De qué métodos disponemos?

- Métodos naturales
  - Calendario (Ogino-Knaus).
  - Temperatura.
  - Estudio del moco cervical (Billings).
  - Método sintotérmico.
  - Lactancia materna.
  - Coitus interruptus.
- Métodos de barrera
  - Preservativo masculino.
  - Preservativo femenino.
  - Diafragma.
  - Capuchón cervical.
  - Espermicidas.
  - Esponjas vaginales.

- Dispositivo intrauterino.
- Anticoncepción hormonal:
  - Oral.
  - Inyectable.
  - Implantes debajo de la piel.
  - Anillo vaginal.
  - Intercepción poscoital.
- Métodos de esterilización irreversible:
  - Vasectomía.
  - Ligadura de trompas.

MÉTODOS NATURALES

¿En qué consisten los métodos naturales?

Los métodos naturales de planificación familiar se definen, según la Organización Mundial de la Salud (OMS), como aquellos métodos que evitan voluntariamente las relaciones sexuales de la pareja durante la fase fértil del ciclo menstrual de la mujer para evitar el embarazo.

Esto supone un conocimiento constante de la cronología de esta fase fértil, incluyendo la ovulación.

Para intentar calcular este periodo, nos podemos basar en alguno de los métodos recogidos en la Tabla I.

TABLA I
MÉTODOS NATURALES

- Método del calendario.
- Método del moco cervical.
- Método de los síntomas y de la temperatura.

¿Cuál es la eficacia de estos métodos?

Calcular su eficacia resulta difícil debido a que se han diseñado pocos estudios con un método correcto.

¿En qué se basa la eficacia de los métodos naturales?

En la Tabla II hemos recogido las principales variables en las que se basa la eficacia de los métodos anticonceptivos naturales.

> ## TABLA II
> ## EFICACIA DE LOS MÉTODOS NATURALES
>
> - Método empleado.
> - Calidad del aprendizaje de la mujer.
> - Habilidad para observar e interpretar los signos de fertilidad.
> - Capacidad para abstenerse de realizar el coito.
> - Características propias de la pareja.

¿En qué consiste el método del calendario?

También se denomina Ogino-Knaus o método del ritmo. Se basa en el hecho de que la ovulación tiene lugar solamente una vez en cada ciclo y ocurre aproximadamente hacia el día 14, en que la vida media del espermatozoide para ser fecundado es de unas 72 horas y la del óvulo de 24-48 horas. En base a estas premisas, en el supuesto de que no existan relaciones sexuales entre las 72 horas previas y hasta 48 horas después de la ovulación, no se producirá embarazo.

¿Precisa algún tipo de aprendizaje previo?

Este método requiere la observación de las características de los ciclos menstruales por lo menos durante 12 ciclos.

Según este método, ¿cuáles son los días fértiles?

El primer día del periodo fértil se calcula restando 18 de la cantidad de días del ciclo más corto observado. El último día del periodo fértil se calcula restando 11 días a la duración del ciclo más largo observado. Veamos un ejemplo, supongamos que el ciclo más corto fue de 26 días y el ciclo más largo de 32 días. ¿En qué momento la mujer puede tener relaciones? La mujer podría tener relaciones antes del día 8 (26-18) y después del día 21 (31-11).

¿Cuál es la eficacia de este método?

El método del calendario es uno de los métodos anticonceptivos menos eficaces, tiene una tasa de fracasos elevada, con un índice de Pearl del 10-40%.

¿A qué se deben los fracasos del método de Ogino?

Los fracasos de este método son debidos fundamentalmente a la gran variabilidad del ciclo y a la falta de la abstinencia necesaria para garantizar la ausencia del embarazo.

¿En qué consiste el método del moco cervical?

Este método anticonceptivo también se conoce como método de Billings. La mujer intenta predecir el período fértil observando las características del moco cervical, que se modifica de forma cíclica según las diferentes concentraciones de estrógenos a lo largo del ciclo menstrual. Es un método muy subjetivo influenciable por factores externos como las infecciones vaginales.

¿Cómo varía el moco cervical a lo largo del ciclo menstrual?

Muchas mujeres pueden observar moco claro y fluido durante los días inmediatos antes de la ovulación. Los estrógenos aumentan la cantidad de moco y lo vuelven escurridizo y elástico hasta que se llega al día «pico» de máxima fertilidad. A partir de allí se vuelve escaso y seco bajo la influencia de la hormona progesterona hasta que comienza la siguiente menstruación.

¿En qué días se pueden mantener relaciones sexuales?

Puede permitirse la relación sexual durante los días secos inmediatamente posteriores a la menstruación hasta detectar el moco fluido. A partir de ese momento la pareja debe abstenerse hasta el cuarto día posterior al día «pico».

¿Cuál es la eficacia de este método?

El método del moco cervical requiere un aprendizaje con observación a lo largo del ciclo y se consigue una eficacia baja, con un índice de Pearl 18-25%.

¿En qué consiste el método de la temperatura basal?

Este método controla el ascenso térmico producido por la elevación de los niveles de progesterona. La progesterona es producida por el cuerpo lúteo, y, por tanto, estamos ante un signo indirecto de que ha ocurrido ovulación.

¿Cuándo debe ser tomada la temperatura basal?

Debe tomarse la temperatura rectal durante cinco minutos, al despertarse por la mañana y siempre a una hora fija, en al menos tres ciclos menstruales consecutivos y anotar los valores en una hoja milimetrada.

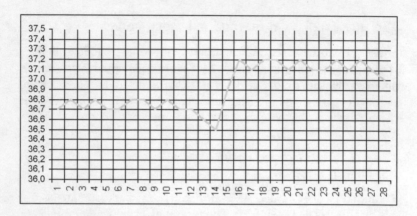

En esta tabla observamos una curva de temperatura normal, donde existe una primera fase de temperatura baja inferior a 37º C, seguida de un día de mínima temperatura correspondiente a la ovulación y una segunda fase de temperatura superior a 37º C o con al menos un ascenso de cinco décimas respecto a la temperatura basal.

¿Cuál es la eficacia del método de la temperatura?

Si aplicamos un método rígido sólo se permiten las relaciones sexuales tres días después de la elevación térmica, alcanzando un índice de Pearl del 3%.

Si somos más permisivos permitiéndolas desde los tres días posteriores a la elevación hasta la menstruación, el índice de Pearl aumenta a un 15%.

¿Qué factores influyen en este método?

Hay que tener en cuenta que este método es muy influenciable por factores exógenos y por el estado de salud de la mujer y que las curvas pueden ser de difícil interpretación. Así, el estrés, las infecciones vaginales o la falta de sueño pueden modificar los patrones típicos de la curva de temperatura.

¿Qué es el método sintotérmico?

Se basa en combinar el método Billings y el de la temperatura.

¿Cuál es su eficacia?

A pesar de combinar dos métodos anticonceptivos no parece conseguir mayor efectividad que ambos métodos de forma individual.

¿En qué se basa el método de la amenorrea de la lactancia?

Desde la antigüedad es conocido el efecto anticonceptivo de la lactancia, siendo en la actualidad el método más utilizado después del parto, ya que de hecho, es el único sistema de control de la natalidad en los países subdesarrollados.

¿En qué se basa este método?

Es un método de planificación familiar fisiológico que protege a la mujer de un nuevo embarazo mientras se recupera del que acaba de finalizar. Se basa en la supresión de la ovulación por cambios hormonales inducidos por la succión del pezón, de forma que cuanto mayor es la frecuencia de la succión, mayor es la eficacia. La nutrición del recién nacido y la dependencia total o parcial de la alimentación materna nos van a influir en la anticoncepción.

¿Cuál es el riesgo de embarazo?

Si una madre cumple los tres criterios siguientes, el riesgo de embarazo durante los primeros seis meses después del parto es bajo:

AMENORREA

Definida como la ausencia de la menstruación. El retorno de la menstruación se define como los primeros dos días consecutivos de sangrado que puedan ocurrir después de dos meses posparto.

LACTANCIA COMPLETA O CASI COMPLETA

Incluye la lactancia exclusiva, la lactancia casi exclusiva y la lactancia casi completa, día y noche, demandada por el recién nacido. La eficacia mejora con los patrones más intensos de lactancia, especialmente durante las primeras semanas y los primeros meses.

MENOS DE SEIS MESES POSPARTO

Durante la lactancia, entre un 40 y 75% de las mujeres tienen la menstruación, y se admite que la primera precede a la primera ovulación. Las mujeres que lactan más de seis meses tienen tendencia a ovular antes de tener la menstruación, disminuyendo la protección del método. Por todo esto, podemos considerar que la lactancia materna es un método anticonceptivo temporal y poco fiable por la amplia variabilidad individual en el retorno a la ovulación, y que necesita de otra forma complementaria.

¿En qué consiste el coitus interruptus?

Es un método anticonceptivo natural en el que el varón retira el pene de la vagina justo antes de la eyaculación.

¿Cuál es la eficacia de este método anticonceptivo?

Existen problemas potenciales en la utilización de este método. Ni la mujer ni el hombre saben con seguridad si éste podrá retirarse a tiempo, y hay que tener en cuenta que la excreción antes de la eyaculación durante la excitación sexual puede contener espermatozoides vivos. Por todo ello, tiene una efectividad baja con un índice de Pearl de 10-40%.

¿Cuáles son los efectos secundarios del coitus interruptus en la mujer?

El coitus interruptus no es un método favorable en las mujeres, porque durante el proceso de excitación se producen cambios corporales tales como aumento de circulación sanguínea en la zona del periné. Si esta tensión no se resuelve, la congestión circulatoria de la pelvis demora en solucionarse, sometiendo a los vasos pélvicos a un periodo prolongado de distensión que puede llevar a daños en las paredes de las venas, lo cual se manifiesta como varices pélvicas que a largo plazo pueden provocar dolor crónico.

¿Cuáles son los efectos secundarios en el varón?

En el varón favorece el crecimiento de la próstata con las alteraciones en la micción que esto conlleva.

DISPOSITIVO INTRAUTERINO (DIU)

La idea de evitar el embarazo mediante la introducción de una aparato en el interior de la vagina es antigua. A finales del siglo pasado ya se idearon dispositivos con esta finalidad. En 1900, el médico alemán Richter describió la inserción dentro del útero del intestino del gusano para prevenir el embarazo. Posteriormente Graenberg desarrolló y perfeccionó esta idea. Primero ató un cable de plata alrededor de las hebras de intestino de gusano de seda para reforzarlo y que permaneciera dentro de la cavidad del útero, y luego lo cambió por anillos flexibles de alambre de plata o de oro retorcido en forma de espiral. Graenberg presentó un artículo donde sólo un 1,6 % de las mujeres tratadas quedaban embarazadas. Algunos años después Lippes y Margulies siguieron su desarrollo como método anticonceptivo con dispositivos de plástico flexibles, hasta llegar a los de última generación de los que disponemos.

¿Qué es el DIU?

El dispositivo intrauterino es un método anticonceptivo temporal para la mujer. Es un pequeño aparato fabricado de plástico, muy flexible, algunos con revestimiento de cobre o con hormonas, que se coloca dentro del útero e interfiere en la fecundación. Es una forma de contracepción que no interfiere en la espontaneidad sexual.

¿Precisa de algún tipo de control diario?

El DIU no requiere atención diaria; sin embargo, después de cada menstruación se debe comprobar que está en su lugar.

¿Produce infertilidad?

El DIU se puede retirar cuando la paciente lo desee y la fertilidad se reanuda inmediatamente.

¿Cómo actúa el DIU en la prevención de un embarazo?

El DIU actúa a varios niveles:

● Produce una reacción inflamatoria a nivel local actuando como cuerpo extraño. Si la fecundación se llevara a cabo, las paredes del útero no estarían en condiciones adecuadas para recibir al óvulo, lo que impediría la implantación.

● Altera el movimiento de las trompas de Falopio acelerando el paso de óvulos por la trompa, lo que disminuye el tiempo en que pueden ser fecundados por los espermatozoides.

● Interfiere en la movilidad y la vitalidad de los espermatozoides.

● El cobre que recubre algunos dispositivos intrauterinos hace que el moco cervical se haga más espeso, lo que dificulta el ascenso de los espermatozoides hacia lasTrompas de Falopio.

● Los que tienen hormonas, como la progesterona o derivados, producen el adelgazamiento del endometrio y cambios en el moco cervical.

¿Cómo se usan los DIU?

La inserción es sencilla pero ha de hacerla un profesional. Es importante realizar antes un examen físico para comprobar el buen estado de la mujer.

Mediante un aplicador se traslada el DIU plegado al interior de la cavidad uterina; una vez dentro, se despliega para que vuelva a su forma original y quede sujeto en las paredes del útero.

¿En qué momento del ciclo menstrual se debe colocar?

Puede ser colocado cualquier día del ciclo, pero es preferible hacerlo durante los días de la menstruación para asegurar que no haya embarazo y porque el cuello del útero se encuentra dilatado y facilita la inserción del aplicador.

¿Es necesaria la anestesia para su implantación?

Puede realizarse de forma ambulatoria, sin necesidad de anestesia. Se localiza el cuello del útero, se hace una medición de la longitud de la cavidad del útero y se introduce el aplicador que contiene el DIU.

Por fuera del orificio del cuello del útero se cortan los hilos, dejando visible 1,5 cm aproximadamente, que servirá para su posterior extracción.

¿Cuál es la seguridad de este método anticonceptivo?

Su seguridad es equiparable a los anticonceptivos hormonales orales, con una efectividad del 98%.

¿A qué se deben los fracasos?

Los fracasos del DIU suelen ser por expulsión inadvertida en el primer año de la inserción y pasado éste disminuyen significativamente.

¿En qué situaciones se produce el mayor número de fracasos?

Hay que tener en cuenta que el porcentaje de expulsión es mayor en los DIU de tamaño pequeño, así como en las mujeres jóvenes y en las que no han tenido hijos.

¿Qué tipos de DIU existen?

Existen diferentes tipos de DIU, que comparten las características básicas pero presentan particularidades en el material y la forma:

DIU INERTE DE PRIMERA GENERACIÓN

Consiste en una estructura de material de plástico que puede presentar formas muy variadas, con la idea de que se adapte a la cavidad uterina.

DIU DE COBRE DE SEGUNDA Y TERCERA GENERACIÓN

Sobre la estructura de plástico del DIU inerte se coloca un filamento de cobre en los que llamamos de segunda generación; si el núcleo del hilo es de plata, estamos ante uno de tercera generación, que dura más.

DIU LIBERADOR DE HORMONAS (GESTÁGENOS)

Este DIU es de cuarta generación, y al efecto anticonceptivo se añaden otras propiedades beneficiosas, pudiendo mejorar trastornos menstruales y casos patológicos de crecimiento excesivo de la capa interna del útero.

¿Qué mujeres no deben utilizar el DIU?

Existen varias situaciones en las que está contraindicado el uso del DIU:
- Mujeres con una infección pélvica activa o con antecedentes. Si se diera el caso, los gérmenes aprovecharían el cuerpo extraño para ascender al útero con rapidez y la infección se haría más grave, pudiendo provocar esterilidad.
- Mujeres que tengan varios compañeros sexuales o cuya pareja tenga múltiples compañeros sexuales.

• Cuando existen problemas anatómicos de la cavidad uterina que impiden su colocación, como la presencia de miomas que deforman el útero.

• Mujeres embarazadas.

• Mujeres con sangrado uterino irregular o continuo, sin relación con el ciclo ovárico, en el que no se conoce la causa.

• Mujeres con menstruaciones muy dolorosas.

Existen otros casos en los que la contraindicación no es absoluta, pero su utilización tiene un mayor riesgo, como ocurre en mujeres con embarazo extrauterino previo, en las que se haya realizado cirugía de reconstrucción de las trompas de Falopio, en las que presentan problemas de la coagulación o en aquellas con alergia al cobre.

¿Qué mujeres son las perfectas candidatas para usar el DIU?

Una mujer es una buena candidata para utilizar un dispositivo intrauterino si:

• Tiene por lo menos 25 años.

• Ya tuvo niños pero no quiere tener más.

• No tiene historial médico que incluya infección pélvica.

• Sin historial médico que incluya enfermedades transmitidas sexualmente.

• Solamente tiene un compañero sexual.

¿Cuáles son los efectos secundarios del DIU?

Se han descrito inflamaciones genitales, hemorragias, dolor, perforación del útero y embarazos localizados fuera del útero.

¿Cuál es la complicación más frecuente?

La complicación más frecuente es la hemorragia genital, con aumento de la cantidad de sangrado menstrual, mayor número de días de duración o sangrados entre reglas. Suelen ceder espontáneamente en un corto espacio de tiempo, pero en ocasiones son persistentes y obligan a retirar el DIU. También pueden aparecer menstruaciones dolorosas, de tipo cólico, que precisen analgésicos.

Otra complicación sería las infecciones genitales, que aunque potencialmente puede ser un cuadro grave, suelen ser infecciones leves que mejoran con tratamiento antibiótico. En casos excepcionales, durante la inserción se produce la perforación del útero.

¿Qué controles hay que realizar después de su inserción?

Se aconseja un primer examen de control inmediatamente después de la primera regla, ya que en este periodo puede expulsarse el DIU. Luego deben programarse revisiones a los tres meses, a los seis meses, y, si es bien tolerado, posteriormente al año.

¿En qué situaciones puede fracasar un DIU?

Cuando se ha quedado muy cerca del cuello del útero y no protege la cavidad uterina o cuando se ha caído y la usuaria no se ha dado cuenta.

¿Qué sucede si la mujer se queda embarazada siendo portadora de un DIU?

Si el DIU coexiste con la gestación, existe un riesgo tanto para la madre como para el feto, y si debido a una perforación se encuentra fuera del útero el riesgo es principalmente para la madre.

¿Cuál es la frecuencia de esta situación?

La incidencia de esta situación es en torno a un 2% de las portadoras de un DIU, aunque el 90% de los embarazos estará dentro del útero.

En un tercio de los embarazos ocurre porque se ha expulsado total o parcialmente, es decir, porque tiene una localización anómala.

¿Qué hay que hacer este tipo de situaciones?

Si el embarazo es intrauterino y se visualizan los hilos del DIU a través del cuello del útero, debe retirarse cuanto antes por los posibles riesgos de infección o sangrados. Si no se ven los hilos, no se debe intentar retirar porque el riesgo de aborto es alto. Se debe hacer una ecografía para ver la relación del DIU con el saco que alberga el embrión. Si están alejados se puede intentar su extracción, si están próximos, no se debe realizar ninguna maniobra y habrá que continuar con controles atentos a la aparición de signos de infección.

¿Cuáles son las posibles complicaciones?

Hay que tener siempre presente que podemos encontrar las siguientes complicaciones:

● Aborto: la incidencia de aborto espontáneo tras la retirada del DIU en los primeros tres meses es de un 25%; si se deja, aumenta hasta un 50%.

● Aborto con infección generalizada.

● Parto prematuro.

● Mayor frecuencia de embarazos fuera del útero, en torno a un 5-10%, mientras que en la población general es de 1%.

¿Existe mayor riesgo de malformaciones embriológicas?

La presencia de un DIU en el interior del útero no produce malformaciones en el desarrollo del embrión.

¿Durante cuánto tiempo se puede llevar un DIU?

El DIU tiene una duración de hasta 10 años, dependiendo del tipo. Transcurrido este tiempo, se puede sustituir por otro en el mismo momento. Tiene la ventaja de ser un método para el control de la natalidad que dura mucho tiempo o una alternativa a la esterilización.

¿En qué momento empieza a hacer efecto el DIU?

La eficacia es inmediata. En cuanto un DIU es colocado, su protección es instantánea y no requiere otro método anticonceptivo como complemento.

¿Nota el DIU la paciente o su compañero sexual?

La comodidad es uno de sus beneficios más importantes, no se debe sentir el DIU durante las relaciones sexuales ya que se coloca dentro del útero, no en el canal vaginal. Pero sí debe notar los hilos en el cuello del útero; si siente algo más que el hilo, o sea, si es que el DIU comienza hacer una protuberancia a través del cuello del útero, debe ver al personal médico para que se lo revise. Si no puede encontrar el hilo, entonces también debe acudir a revisión.

¿En qué momento posparto se puede insertar el DIU?

Un DIU puede insertarse inmediatamente después del alumbramiento o expulsión de la placenta, durante o inmediatamente después de una cesárea (se requiere capacitación especial) o antes de dar de alta a la paciente (hasta 48 horas después del parto).

Con una técnica apropiada, los DIU insertados de inmediato después de la expulsión de la placenta o de una cesárea pueden ser seguros y eficaces.

Las tasas de expulsión para la inserción posparto varían mucho según el tipo de DIU. La información actual indica que las tasas de expulsión podrían ser más altas entre los 10 minutos y las 48 horas después del parto que en los diez primeros minutos. Para minimizar el riesgo de expulsión, los DIU deben ser insertados posparto por personal debidamente capacitado. El uso de fórceps para colocar el DIU en la parte alta del fondo uterino tiende a reducir el riesgo de expulsión.

Después de un parto por cesárea, ¿cuánto tiempo debe esperar una mujer para que le inserten un DIU?

Durante un parto por cesárea, antes de cerrar el útero, se puede colocar un DIU en el fondo uterino de la paciente, a menos que haya signos de infección. Las inserciones inmediatas durante una cesárea, efectuadas por un profesional de salud capacitado en forma adecuada, tienen una menor tasa de expulsión que las inserciones vaginales efectuadas inmediatamente (dentro de los primeros diez minutos) después del parto.

En los estudios también se encontró que las mujeres a quienes se les insertó un DIU en el momento de la cesárea tuvieron tasas de continuación de uso más largas.

Si no se inserta un DIU en el momento de la cesárea, se recomienda que el DIU se inserte después de las primeras seis semanas siguientes a la cesárea.

Las inserciones posparto retrasadas deben realizarse después de las primeras seis semanas siguientes a la cesárea debido al riesgo de perforación uterina. Aun en este momento, la tasa de complicaciones es elevada.

¿Puede un DIU insertarse inmediatamente después de un aborto?

Sí, siempre que el útero no esté infectado, el DIU puede insertarse inmediatamente después del aborto (espontáneo o inducido) o durante los primeros siete días después del aborto (o en cualquier momento en que estemos seguros de que la mujer no está embarazada).

Con la técnica apropiada, los DIU pueden ser insertados después del aborto de forma segura. El retorno a la fecundidad es casi inmediato después del aborto, dentro de las dos semanas para un aborto del primer trimestre y dentro de las cuatro semanas siguientes a un aborto del segundo trimestre. Dentro de las seis semanas siguientes al aborto, el 75% de las mujeres ya han ovulado.

¿En qué situaciones no deben insertarse los DIU?

Los DIU no deben insertarse en las siguientes situaciones:

● En caso de un diagnóstico confirmado o supuesto de infección (signos de un aborto inducido en condiciones de riesgo o hecho sin las medidas de limpieza necesarias, o incapacidad de descartar la posibilidad de infección), no inserte el DIU hasta que el riesgo de infección haya sido descartado o hasta que la infección se haya resuelto por completo (aproximadamente 3 meses).

● En el caso de un traumatismo grave del aparato genital (perforación uterina, traumatismo vaginal o cervical grave, quemaduras químicas), no inserte el DIU hasta que se haya alcanzado la curación completa.

● En caso de hemorragia y de una anemia severa, no se aconseja el uso de los DIU hasta que se haya resuelto.

Sin embargo, los DIU liberadores de hormonas sí pueden usarse en los casos de una anemia severa (disminuyen la pérdida de sangre menstrual).

¿Conviene administrar antibióticos antes de la inserción?

Aunque tener un DIU constituye un factor que favorece las infecciones genitales, la mayoría de los autores no recomienda rutinariamente administrar antibióticos como prevención, porque no hay evidencia clara de la enfermedad inflamatoria en las usuarias y, hasta la fecha, los estudios han encontrado sólo un efecto insignificante en las tasas de infección al usar antibióticos profilácticos. Sin embargo, hay diferentes opiniones y argumentos para apoyar ambos lados.

MÉTODOS DE BARRERA

Estos métodos evitan que los espermatozoides lleguen a ponerse en contacto con el óvulo. Son el sistema más utilizado por su fácil uso e inocuidad. Tenemos diferentes dispositivos con este fin:

- Preservativo masculino.
- Preservativo femenino.
- Espermicidas vaginales.
- Diafragma.
- Esponjas vaginales.
- Capuchón cervical.

A continuación se van a explicar las diferencias, ventajas, desventajas e indicaciones de todos los diferentes métodos anticonceptivos de barrera.

PRESERVATIVO MASCULINO

¿Desde cuándo se utiliza?

El desarrollo del preservativo se atribuye al anatomista italiano del siglo XVI Falopio, quien describió una funda de lino para el pene. Los primeros útiles se realizaron de intestino animal y comenzaron a fabricarse en grandes cantidades desde que se descubrió la vulcanización de la goma en la década de 1840. Los actuales suelen fabricarse con goma de látex.

¿En qué consiste?

El preservativo, profiláctico o condón, actualmente, es quizá el método anticonceptivo más usado en todo el mundo, sobre todo a partir de la difusión del sida. Además de prevenir el embarazo, el preservativo brinda eficaz protección contra las enfermedades de transmisión sexual como el sida, la sífilis, el herpes o la gonorrea. Esto, sumado a la sencillez e inmediatez con que se puede usar, explica su amplia utilización en la actualidad. El profiláctico consiste en una funda de látex fino preparada para recubrir el pene erecto y retener el semen en su interior después de la eyaculación. Viene arrollado y, en general, cubierto con gel lubricante para facilitar tanto su colocación sobre el pene como la penetración.

¿Cuál es su eficacia?

El preservativo recoge y mantiene el líquido seminal e impide que se deposite en la vagina. Si es utilizado correctamente tiene un índice de Pearl de 2-7%, que puede mejorarse si se asocia con espermicidas. Los fallos en general se deben al uso inapropiado del mismo y no a fallos del dispositivo, como rotura o deslizamiento completo durante la relación sexual.

¿Protegen contra las enfermedades de transmision sexual?

La Organización Mundial de la Salud (OMS) sostiene que hoy el preservativo es el único método anticonceptivo probado que reduce el riesgo de todas las enfermedades de transmisión sexual, lo que es una clara ventaja. Las parejas que usan preservativo de látex correcta y constantemente tienen un menor riesgo de adquirir todas estas enfermedades, y su uso ha sufrido un aumento espectacular al ser la única protección frente al virus de la inmunodeficiencia humana (VIH). El agregado con sustancias que destruyen los espermatozoides proporciona una protección adicional.

¿Tiene efectos secundarios?

Puede producirse irritación de la piel en cualquiera de los miembros de la pareja, pero se cree que se debe a alergia al látex.

¿Cuando debe colocarse?

Aunque, por lo general, no se encuentran espermatozoides viables en el líquido emitido antes de la eyaculación, el virus del SIDA está presente en el emitido antes de ésta, en un hombre infectado. Dicha secreción puede transmitir enfermedades y, por ende, el condón debe colocarse antes de que ocurra contacto genital. Su colocación debe hacerse con el pene erecto antes de la penetración y debe dejarse un espacio libre y sin aire para retener el semen sin producir la rotura del condón. Algunos modelos vienen con una tetina en su extremo que sirve para esta función. Una vez que se produce la eyaculación, el pene y el preservativo deben retirarse de la cavidad vaginal mientras el órgano aún se mantiene erecto, teniendo cuidado de que el preservativo no quede retenido en la vagina, por lo que debe ser sostenido con los dedos en su base para evitar que se derrame el semen. Por tanto, el preservativo masculino debe colocarse después de una erección y antes del contacto genital o anal.

¿Deben usarse los condones de látex con lubricantes que contienen aceite?

No. Los condones de látex no deben usarse con lubricantes que contienen aceite ni con productos cuyo ingrediente principal sea éste. Los aceites debilitan los condones y pueden incrementar el riesgo de que se rompan. Los usuarios que utilizan condones deben ser orientados con respecto a los lubricantes obtenibles localmente que no contienen aceite y pueden usarse junto con los condones. Algunas de las sustancias que causan el deterioro de los condones de látex en cuestión de una hora de exposición son: el aceite mineral, la vaselina, el aceite de oliva, el aceite de maní, el aceite de maíz, el aceite de girasol, el aceite de palma, la margarina, el aceite de coco, la mantequilla, las sustancias repelentes de insectos, las pomadas contra quemaduras y hemorroides, el alcohol, el aceite de bacalao y el aceite de tiburón. No debe recomendarse el uso de lubricantes que contienen estos productos junto con los condones de látex.

Otros productos que debilitan los condones de látex son las cremas vaginales específicas, los espermicidas vaginales y los lubricantes sexuales.

A continuación, en las siguientes tablas se resumen las principales ventajas y desventajas del preservativo masculino.

VENTAJAS DEL PRESERVATIVO MASCULINO

- El preservativo protege contra todas las enfermedades de transmisión sexual.

- Es sencillo de usar, ya que no requiere preparación ni control médico.

- Es utilizado por el varón, lo que en muchos casos facilita su aceptación por ambos miembros de la pareja.

- No implica una colocación interna ni tampoco el uso de fármacos, por lo que muchos lo consideran el más natural de los métodos anticonceptivos eficaces.

DESVENTAJAS DEL PRESERVATIVO MASCULINO

- Puede disminuir la sensibilidad de ambos integrantes de la pareja durante la relación sexual.

- Puede generar rechazo emocional o psicológico, ya que impide el contacto pleno de los órganos genitales.

- El hecho de que su colocación pueda interrumpir el clima romántico puede resultar negativo.

- Para los hombres con dificultades para lograr o mantener la erección, el uso del condón puede agravar sus problemas o temores.

- En muy pocos casos, se observa intolerancia o alergia al látex.

Asimismo, existen unos consejos útiles que deben conocer todos los usuarios del preservativo masculino, para su buena utilización y el máximo provecho del mismo. Son los siguientes:

- Verificar la fecha de caducidad.
- No usar un preservativo masculino y uno femenino simultáneamente.
- Verificar el condón tras la actividad sexual para asegurar que quede intacto.
- Utilizar un preservativo nuevo con cada acto sexual.
- Con los condones de látex, usar lubricantes basados en agua y no en aceite.
- Conservar los preservativos a una temperatura promedio de 20º.

PRESERVATIVO FEMENINO

¿En qué consiste?

El preservativo de la mujer o femmy aparece en 1993 en Estados Unidos e Inglaterra y en un corto espacio de tiempo llega al resto de Europa. Es un método de barrera alternativo al preservativo masculino, que como éste, persigue impedir el contacto entre el semen del varón con los óvulos femeninos, evitando así el embarazo. Es una funda de poliuretano de forma cilíndrica que se ajusta a las paredes de la vagina gracias a la presencia de dos anillos; también cubre el clítoris y los labios menores de la vulva. Fabricado con un material fuerte y resistente, el preservativo femenino es poco flexible, por lo que en general se aplica con lubricantes y espermicidas. Al igual que el preservativo masculino, jamás debe ser reutilizado y hay que colocar uno en caso de tener otra relación. Además previene enfermedades de transmisión sexual así como el virus de la inmunodeficiencia humana (VIH).

Ventajas:

● Protege contra enfermedades de transmisión sexual.

● Permite a la mujer una participación más activa en la protección de sus órganos sexuales.

● No hace falta esperar a la erección para su colocación.

● Es una alternativa para los alérgicos al látex.

Inconvenientes:

● No es sencillo de colocar correctamente.

● Disminuye la sensibilidad para ambos integrantes de la pareja.

● Tiene un alto costo por unidad.

ESPERMICIDAS VAGINALES

¿En qué consisten?

Son sustancias químicas cuyas propiedades permiten inmovilizar o destruir los espermatozoides. Son introducidos en la vagina incorporados en diferentes medios de aplicación, tales como cremas, óvulos, gelatinas, anillos, espumas, aerosoles... Parece que de todos, las espumas son las más eficaces. Deben ser colocados antes del coito, con una duración de la eficacia de entre 6 y 8 horas. Actualmente, las sustancias más utilizadas son el nonoxinol-9 o el octoxinol.

¿Qué eficacia tienen?

Presentan un índice de Pearl de 15-20%.

¿Qué efectos secundarios pueden producir?

Los riesgos por el empleo de estos agentes químicos son muy escasos. En ocasiones la mujer puede sentir una sensación de irritación o quemazón, y en raras ocasiones pueden aparecer reacciones de tipo alérgico.

Un estudio sugirió que los espermicidas podían aumentar la tasa de mal-formaciones en bebés que nacían tras el fallo de este anticonceptivo, pero se ha demostrado que estas sustancias no se absorben en la vagina de la mujer y por tanto no existe este riesgo.

¿Con qué frecuencia se pueden usar?

Es posible que el uso continuado de espermicidas tan frecuentemente como una o dos veces al día cause algunas rupturas pequeñas en la piel de revestimiento vaginal, mientras que si se usa una vez al día no causa irritación llamativa. Si se detecta la irritación al examinar a la usuaria y se dispone de una alternativa razonable, entonces debe aconsejarse a la usuaria que no continúe con el uso del producto espermicida hasta que haya sanado totalmente. Los ingredientes activos en la mayoría de los productos espermicidas rompen las membranas celulares de los espermatozoides y de la capa de revestimiento genital. Los expertos temen que las lesiones en la vagina producidas por la irritación asociada con el uso de espermicidas aumente el riesgo de contraer infección por VIH. Esto no se ha demostrado en estudios con humanos, pero es posible, por tanto debe vigilarse con esmero. No es común que el uso de espermicidas produzca molestias si se usa una vez al día o menos. Si la usuaria siente molestias, puede ser que otro producto espermicida con distintos ingredientes solucione el problema. Si las molestias continúan, debe indicarse otro método anticonceptivo.

Se debe introducir una nueva dosis de espermicida antes de cada coito. Más aún, la mujer debe introducir una nueva dosis de espermicida si el coito va a ocurrir una hora o más después de introducirlo inicialmente. Para que sea eficaz, el espermicida debe introducirse en la parte superior de la vagina, cerca del uello del útero, con suficiente cantidad. Debido a distintas formulaciones, algunos productos gotean hacia la vulva con más rapidez que otros; algunos se esparcen mejor que otros. Los fabricantes de los supositorios, jaleas y películas generalmente afirman que su producto es eficaz hasta una hora después de su introducción, pero es posible que el periodo de eficacia sea más largo. Dado que los espermicidas generalmente son menos eficaces que otros métodos es prudente introducir una nueva dosis para cada acto de coito.

¿Protegen contra enfermedades de transmisión sexual?

Sí, aunque debemos decir que los espermicidas protegen modestamente contra la gonorrea y la clamidia, en comparación con las personas que no usan ningún método.

DIAFRAGMA

¿En qué consiste?

El diafragma consiste en un anillo elástico circular de metal cubierto por una delgada goma de látex, que colocado en la vagina frente al cuello del útero, actúa como una barrera que impide el paso de espermatozoides. Existen muchos tipos, determinados por el anillo elástico: espiral, plano o en forma de arco. Se fabrican en tamaños que aumentan cada 5 milímetros desde 50 a 90 milímetros. La mayoría de las mujeres requieren uno de tamaño mediano, entre 65 y 75 mm. Un diafragma demasiado grande puede producir incomodidad e incluso ulceraciones en la vagina, pero no se conoce el efecto real del tamaño o tipo de diafragma sobre los índices de embarazo.

¿Cuál es su eficacia?

Son seguros si se combinan con una crema espermicida y la mujer está bien informada sobre su manejo. El índice de Pearl es de 3-4%.

¿Cuándo colocarlo?

El médico debe enseñar a la mujer su colocación, eligiendo el más grande que sea cómodo. Como método adicional se usa un espermicida. Puede insertarse muchas horas antes de la relación sexual. Se debe dejar por lo menos seis horas después. Luego se retira y se lava. Los espermatozoides permanecen viables en la vagina por varias horas, pero la gran mayoría de células de esperma que pueden introducirse en el cérvix lo hacen dentro de las dos horas posteriores a la eyaculación. El espermicida puede retener su efecto anticonceptivo por más tiempo, por unas 12 horas dentro de un diafragma. No se ha puesto bajo prueba el tiempo óptimo que el diafragma debe permanecer en su sitio, pero la recomendación tradicional de seis horas es una concesión sensata.

¿Se debe introducir más espermicida antes de tener un coito por segunda vez ?

Sí, se debe introducir una nueva dosis de espermicida antes de cada episodio de coito. Si el coito ocurre seis horas o más después de la inserción del diafragma, la mujer debe introducir una nueva dosis de espermicida.

¿Existen restricciones en su uso según el número de partos?

No. Una mujer puede usar el diafragma sin importar el número total de partos que haya tenido. Sin embargo, después de un parto o de un aborto de segundo trimestre, se debe verificar que el diafragma aún quede a la medida porque puede ser que el tamaño y tono del músculo de la parte superior de la vagina cambie después del embarazo y que, por tanto, la mujer necesite otro diafragma. No está claro si la eficacia del diafragma varía según la paridad.

También debemos tener en cuenta que cambios importantes de peso o cirugía vaginal pueden requerir un cambio del tamaño del diafragma.

¿Tiene efectos secundarios?

El uso del diafragma parece aumentar el riesgo de infecciones urinarias y su uso prolongado puede llevar a cistitis de repetición. Según la mayoría de los estudios, el índice de desarrollo de infección urinaria en las usuarias del diafragma es de dos a tres veces más alto que en las que no lo usan. No obstante, no se sabe por qué. Parece que el espermicida, y probablemente el mismo diafragma, estimulan la colonización vaginal y uretral por una bacteria productora de estas infecciones. Es posible que la micción justo antes y después del coito ofrezca cierto grado de protección. También puede que ayude dejarse el diafragma dentro por menos tiempo. En la siguientes tabla se resumen las ventajas y desventajas de la utilización del diafragma.

VENTAJAS DEL DIAFRAGMA

- Puede insertarlo 2 horas antes del coito.
- Fácil de cargar, y cómodo.
- No altera su ciclo mensual.
- No le afecta a su fertilidad en el futuro.
- Puede ayudar para conocer su propio cuerpo.

DESVENTAJAS DEL DIAFRAGMA

- No protege contra el sida.
- Se requiere un ajuste en la clínica.
- Necesita un ajuste regularmente.
- Puede aumentar las infecciones de la vejiga.

CAPUCHÓN CERVICAL

¿En qué consiste?

Es un dispositivo de goma de látex, más pequeño que el diafragma y sin anillo elástico metálico, que actúa cubriendo exclusivamente el cuello del útero. Su ventaja sobre el diafragma es que puede dejarse colocado varios días hasta unas 72 horas, y por lo tanto es más cómodo. Se utiliza con espermicida. Viene en cuatro tamaños: 22, 25, 28 y 31 mm. La mayoría de las mujeres pueden encontrar un capuchón que les quede a la medida, pero en torno a un 10% de las posibles usuarias no logran hacerlo y deben usar otro método.

¿Qué efectos secundarios produce?

Aunque ocurre en pocas ocasiones, puede aumentar el riesgo de infección del aparto genital, con mayor frecuencia que usando el diafragma, probablemente debido a que se deja colocado durante más tiempo. Por el contrario, no aumenta el número de infecciones urinarias.

ESPONJAS VAGINALES

¿En qué consisten?

Es un disco cilíndrico de seis centímetros de diámetro y dos de grosor que posee una sustancia espermicida. Absorbe el semen, evitando su paso y destruyendo los espermatozoides. Es poco eficaz y actualmente su empleo no tiene sentido.

SABÍA USTED QUE...

- Se han utilizado como espermicidas caseros: agua y vinagre o jugo de limón y agua, aceites o mantequilla aplicados sobre una esponja, jabón neutro disuelto en agua hervida.

- Desde épocas remotas se usaba la esponja de mar como método anticonceptivo de barrera.

ANTICONCEPCIÓN HORMONAL

La anticoncepción hormonal utiliza la acción de hormonas del sistema reproductivo para impedir el embarazo. Es uno de los sistemas más aceptados por ser de los más eficaces, por la ventaja de su reversibilidad y por la facilidad de uso. La utilización de hormonas como sistema anticonceptivo se basa en alterar el funcionamiento normal de la ovulación, de la trompa, de la preparación del endometrio y de las características del moco cervical. Los estudios iniciales son del primer tercio de siglo, cuando se vio que la administración de progesterona en altas dosis inhibía la ovulación. Después se observó que añadiendo estrógenos se aumentaba la eficacia. Desde entonces se ha avanzado extraordinariamente en el desarrollo de nuevos preparados con dosis hormonales cada vez menores, y consiguiendo menos efectos secundarios desfavorables.

¿De qué tipos de anticoncepción hormonal disponemos?

Podemos clasificar los anticonceptivos hormonales de diferentes formas:
En función de la dosis de hormona administrada a lo largo del ciclo:
● Combinaciones de dosis fija o monofásicos, con una dosis constante de hormonas en todas las cápsulas, todos son iguales entre sí.
● Combinaciones secuenciales; son preparados en los que existen dos (bifásicos) o tres (trifásicos) tipos de comprimidos en función de la cantidad de estrógenos que llevan. La cantidad de estrógenos suele ser fija. Se pretende con ello imitar las oscilaciones del ciclo menstrual.

En función de la dosis de gestágeno:
● Dosis elevadas: inhiben la ovulación y modifican el moco cervical y el endometrio.
● Dosis bajas: alteran las propiedades del moco del cuello del útero.

En función de la forma de administración:
● Oral.
● Parenteral, es decir, de aplicación a nivel del músculo.
● Sistemas de liberación continuada:
  – Anillo vaginal.
  – Implante debajo de la piel.

ANTICONCEPTIVOS HORMONALES ORALES (AHO)

¿Cómo actúan para evitar el embarazo?

Se ha descrito gran cantidad de modificaciones o alteraciones, tanto locales como generales, por la toma de los preparados de anticonceptivos hormonales. En conjunto, las acciones podemos resumirlas en lo siguiente:
- Inhibición de la ovulación.
- Alteración del endometrio, creando un entorno hostil para la implantación.
- Alteración de la calidad del moco cervical, constituyendo un obstáculo para el ascenso de los espermatozoides.
- Alteración en el transporte a nivel de la trompa.

¿Cómo se consigue la inhibición de la ovulación?

La inhibición de la ovulación es el mecanismo fundamental de estos preparados. Durante el ciclo menstrual los estrógenos controlan de forma indirecta la secreción de FSH y LH. Con una administración constante y continua, falta la elevación de los niveles de estrógenos hacia mitad de ciclo, desaparece el pico de FSH y LH y por tanto no se produce ovulación, se deja al ovario en reposo.

¿Cómo actúa sobre el endometrio?

La acción de los anticonceptivos orales sobre el endometrio contribuye de forma importante a la eficacia final, al evitar la implantación de un óvulo fecundado. Según se avanza en el ciclo, el endometrio sufre una serie de cambios en sus glándulas que llevan a un adelgazamiento de su espesor. Hay que tener en cuenta que cuanto más potente sea el fármaco, más inhibida estará la función del ovario y, por tanto, más acentuados serán los cambios del endometrio.

¿Cómo actúa a nivel del moco cervical?

Los cambios más importantes consisten en aumentar su viscosidad y en un descenso de la cantidad y de la filancia; esto supone una barrera para el paso de espermatozoides. Son cambios que ocurren de forma rápida y son visibles a las 24-48 horas de utilización.

¿Qué cambios se producen en las trompas?

Se producen alteraciones en la capa que recubre la trompa, perdiendo unas estructuras llamadas cilios que son importantes a la hora de impulsar a los espermatozoides; por tanto, se dificulta su movilidad.

¿Y a nivel de los ovarios?

Después del uso de contracepción oral, la forma de los ovarios se modifica. Se objetiva tanto en su volumen como en la desaparición de estructuras funcionantes. Los ovarios son pequeños, de aspecto inactivo, no se observan folículos maduros. Estos cambios son reversibles, y cuando la mujer suspende la medicación, el ovario recupera rápidamente su forma normal. Coincidiendo con estos cambios en la anatomía, también se altera la secreción de estrógenos y progesterona.

¿Interaccionan con otros medicamentos?

Definimos por interacción farmacológica las alteraciones que un fármaco sufre como resultado de la acción de otro administrado simultáneamente. El resultado suele ser negativo, y en nuestro caso puede afectar a la acción anticonceptiva. La administración de ciertos fármacos puede inducir un aumento de la destrucción de los preparados hormonales provocando una disminución de su eficacia. Los mecanismos por los que se produce son varios:

● Alteración en el nivel de absorción del fármaco, como puede ocurrir con el uso de antibióticos. Esto debe advertirse para prevenirlo con métodos adicionales.

● Inducción del metabolismo en el hígado al estimular una serie de moléculas que favorecen su eliminación del organismo. Este efecto se observa transcurridas unas dos semanas, que es el tiempo necesario para que se sinteticen las nuevas moléculas, por lo que si la administración es corta es improbable que modifique la acción. Esto ocurre con la administración de barbitúricos, anticonvulsivantes o rifampicina.

● Inhibición de sistemas encargados de la eliminación de estrógenos. En este caso, el efecto final sería positivo ya que aumentan el efecto, pero debe tenerse en cuenta que se pueden incrementar los efectos secundarios, como la hipertensión, alteraciones en la coagulación o a nivel del hígado.

De forma contraria, los anticonceptivos hormonales pueden afectar al metabolismo de otros fármacos, alterando su absorción, metabolismo o excreción. Las interacciones más importantes se relacionan con la coagulación, llevando a un estado de mayor viscosidad sanguínea.

¿Tienen efectos secundarios?

El elevado número de usuarias de anticonceptivos hormonales orales, en su mayor parte mujeres sanas, ha condicionado que estas sustancias estén entre las más ampliamente investigadas y controladas. Su uso siempre ha estado rodeado de cierta polémica, marcada en gran medida por los efectos indeseables que potencialmente condicionan.

¿Qué cambios producen en el metabolismo de la mujer?

La mayoría de los productos farmacológicos que son ingeridos y pasan al torrente circulatorio, sobre todo cuando las tomas se realizan de forma continuada, comportan una adaptación del metabolismo. Aunque se han descrito un gran número de modificaciones del metabolismo asociadas a la toma de AHO, es importante resaltar que en su mayoría no tienen repercusión patológica. Veamos qué cambios producen sobre los distintos sistemas:

● Sistema de coagulación: sobre el sistema de coagulación los estrógenos producen incrementos, que dependen de forma directa de la dosis que administremos, de diversos factores de la cascada de la coagulación, de la viscosidad de la sangre y de la adhesión entre las plaquetas. En conjunto se crea un ambiente de mayor coagulabilidad. Estos cambios no tienen repercusión clínica en mujeres normales, porque se equilibra con un aumento en la producción de sustancias con efecto contrario, sin embargo pueden incrementar el riesgo de tromboembolismo en mujeres con alteraciones del sistema de coagulación.

● Metabolismo hidrocarbonado: los AHO inducen aumentos de las concentraciones de una hormona reguladora del nivel de azúcar en la sangre, que es la insulina, y de la cantidad de glucosa en la sangre. Sin embargo, es raro que lleguen a provocar el desarrollo de diabetes

● Metabolismo lipídico: los lípidos no son compuestos solubles en la sangre, y para poder ser transportados necesitan unos vehículos llamados lipoproteínas. Estas moléculas los trasladan desde el hígado hacia las células del organismo, donde son empleados en generar energía y en la síntesis de estructuras celulares y de hormonas. Todas las lipoproteínas tienen una estructura común. Su superficie está formada por colesterol libre asociado a componentes de proteínas. Distinguimos básicamente tres tipos: liloproteinas de muy baja densidad (VLDL), de baja densidad (HDL) y de alta densidad (HDL). En general, las acciones de los esteroides sintéticos sobre el metabolismo lipídico son muy diferentes, según se trate de estrógenos y gestágenos empleados aisladamente o en combinación. La influencia puede ser de forma directa o indirecta. De forma directa pueden interferir en la acción de los receptores del hígado de LDL, responsables del secuestro de colesterol y, en consecuencia, protectores de las formación de placas de colesterol en el torrente circulatorio. También pueden actuar en la vía de metabolización de las grasas. Estas modificaciones se producen de forma progresiva durante los tres primeros meses de la toma. El componente estrogénico actúa incrementando las HDL, reduciendo los niveles de LDL e incrementando los VLDL y de forma secundaria los triglicéridos. Los gestágenos en general reducen los niveles de VLDL y HDL, y elevan los de LDL. No obstante, existen diferencias muy importantes entre los diferentes tipos de gestágenos. En consecuencia, el efecto global va a depender de la dosis de estrógenos y del tipo y dosis del gestágeno.

• Tensión arterial: las variaciones en la tensión arterial vienen condicionadas por múltiples factores. Los estrógenos ejercen un papel beneficioso sobre la pared del vaso, aumentando su diámetro y protegiendo del depósito en ellos de placas de colesterol. En cambio, los gestágenos tienen un efecto contrario. aumentando de forma discreta las tensiones (una media de 3 a 7 mmHG)

• Hígado: los AHO producen cambios en las síntesis de proteínas producidas en el hígado.

¿Qué efectos beneficiosos producen?

Hay una serie de efectos que claramente se ven mejorados con el uso de AHO que pasamos a enumerar:

• Volumen menstrual: los anticonceptivos regulan el ciclo menstrual y disminuyen el volumen total de pérdida entre un 60 y 80%. Como consecuencia, disminuyen el riesgo de anemia.

• Dolor asociado a la menstruación: el dolor que sufren las mujeres durante la menstruación constituye una causa importante en el absentismo laboral y afecta al 50% de la población total, siendo en un 10% de los casos muy severo. Los anticonceptivos inducen una mejoría en un 90%. Se ha atribuido a la inhibición de la ovulación y a la disminución de la producción de prostaglandinas.

• Enfermedad inflamatoria pélvica: las mujeres usuarias de anticonceptivos tienen un riesgo inferior a la población general de esta enfermedad de origen infeccioso, y cuando aparece es de menor severidad. Entre los mecanismos que favorecen la protección están los cambios en el moco cervical, que es más espeso impidiendo el ascenso de gérmenes desde el tracto inferior, la disminución del flujo menstrual y la atenuación de la respuesta inflamatoria que inducen los esteroides.

● Embarazo ectópico: su aparición durante la toma de anticonceptivos es excepcional siendo la protección superior al 90%.

● Patología benigna de la mama: parece que reducen entre un 50 y 75% el riesgo de presentar enfermedades benignas de la mama, como la enfermedad fibroquística.

● Cáncer de endometrio: se ha demostrado que su uso continuado durante al menos 12 meses supone una reducción a la mitad de los tres tipos principales de cáncer. Este efecto se mantiene al menos 15 años tras la interrupción del tratamiento y protege especialmente a las mujeres de riesgo, como son las que no han tenido hijos.

● Cáncer de ovario: el grado de protección está en relación directa con el tiempo de uso y ya es perceptible a partir de los 3 a 6 meses del inicio de la toma. Parece que esto es debido a la supresión de la ovulación.

● Hirsutismo-Acné: el uso de AHO mejora el acné tanto en adolescentes como en mujeres de más edad, así como la presencia de hirsutismo (crecimiento excesivo de vello).

Existe una serie de efectos en los que no existe unanimidad entre los diferentes autores, ya que en algunos estudios señalan una clara influencia beneficiosa y en otros no parecen modificar el curso de las enfermedades estudiadas. Serían los siguientes:

● Artritis reumatoide: existen datos contradictorios. Hay estudios europeos que señalan una disminución del riesgo en un 60%, pero datos más recientes hablan de que más que prevenir la enfermedad modifican su curso impidiendo la evolución de grados leves a otros más severos.

● Osteoporosis: aparece más tarde y tiene una evolución más lenta en mujeres que han tomado AHO. Asimismo, las usuarias tras la menopausia gozan de una densidad mineral del hueso más conservada, existiendo una relación directa entre el grado de protección y el tiempo de uso del anticonceptivo.

¿Qué efectos perjudiciales producen?

La administración de una sustancia produce cambios en el organismo que en algunos casos se traduce en la aparición de efectos secundarios negativos:

● Incremento de peso: aunque es frecuente cierta retención de agua en los primeros meses, no se ha demostrado que tras este periodo de adaptación exista un aumento significativo del peso con los diferentes preparados, especialmente si son con gestágenos de tercera generación y con dosis bajas. Sin embargo, continúa siendo un motivo de preocupación para la mayoría de las usuarias y responsable de muchos abandonos del tratamiento.

• Dolor de mamas: cuando es precediendo a la menstruación suele ser efecto de los estrógenos sobre áreas determinadas de la mama. Cuando se presenta durante el periodo de descanso es debido a la retención de agua como consecuencia de la interrupción brusca de gestágenos.

• Infecciones urinarias.

• Dolor de cabeza.

• Inflamación del cuello del útero inespecífica.

• Cloasma o hiperpigmentación cutánea en la cara.

• Náuseas y vómitos.

• Cambios en la líbido: la conducta sexual cambia con el ciclo menstrual , aunque los factores psicógenos son importantes. Se habla de alteraciones en la líbido en un 5 a un 30%, con disminución del interés sexual

• Depresión: los cambios de humor en la mujer fértil se pueden relacionar con el ciclo menstrual. Con el uso continuado de anticonceptivos, la mayoría de los autores han señalado un aumento de cuadros psiquiátricos con predomio de síntomas depresivos, labilidad emocional e irritabilidad.

¿Qué efectos adversos producen sobre la función reproductiva?

• Amenorrea o falta de menstruación: el consumo prolongado de anticonceptivos orales puede llevar a la falta de menstruación. Podemos distinguir dos grupos, uno sería la *menstruación silente,* que se refiere a la ausencia de sangrado al finalizar la toma de un ciclo. Es secundaria a una menor proliferación de la capa interna del útero. Hay un predominio de los gestágenos sobre los estrógenos, dando lugar a un endometrio delgado que no se puede descamar y, por tanto no existe sangrado. Este efecto no es permanente. Se produce en un 1% de los ciclos durante el primer año alcanzando entre un 2-10% tras varios años. Tras comprobar que ha habido una toma correcta y descartado un embarazo, se continúa un mes más con el tratamiento; si persiste la situación se debe cambiar de preparado, aunque si a la mujer no le preocupa no es necesario. Otro grupo sería el de *amenorrea post pill,* con un porcentaje similar a la población general e inferior al 1%, por lo que es muy probable que no tenga relación con la toma del anticonceptivo. El 80% de las mujeres recuperan la función del ovario normal a los tres meses de abandonar la toma de anticonceptivos orales.

• Pérdidas intermenstruales: supone el efecto secundario que condiciona la mayor tasa de abandonos. Puede ser un sangrado que precisa de más de una compresa diaria o el llamado «spotting», que supone una pérdida a mitad del ciclo de escasa cantidad. Se atribuye a un desequilibrio entre el aporte de estrógenos y gestágenos que incrementa la fragilidad del endometrio. Se presenta más frecuentemente en los primeros ciclos.

¿Qué efectos perjudiciales pueden producir?

• Enfermedad cardiovascular: los primeros estudios, que datan de los inicios de la década de los 80, pusieron de manifiesto un riesgo superior de trombosis venosa superficial y profunda, de enfermedad del corazón y de accidentes vasculares cerebrales en usuarias de AHO. En estos estudios se analizaba el efecto de AHO de altas dosis que hoy están en desuso y por tanto no los podemos seguir aplicando. Sin embargo, tenemos que dejar claro que el incremento del riesgo está directamente relacionado con la dosis administrada tanto de estrógeno como de gestágenos, así como del perfil del gestágeno. Cuanto más alta sea la dosis de estrógeno, más se altera el sistema de coagulación y el metabolismo de los hidratos de carbono, mientras que una mayor dosis de gestágeno se acompaña de cambios más negativos en la presión arterial y en el metabolismo de lípidos, con el riego de formación de placas de colesterol sobre los vasos que esto conlleva. Aquí siempre tenemos que tener en cuenta otros factores de riesgo, como obesidad, tabaquismo, hipertensión arterial, antecedentes familiares de enfermedad cardiaca. Los actuales preparados de mínimas dosis no aumentan el riesgo de infarto de miocardio ni de accidentes cerebrales vasculares, aunque sí persiste la frecuencia de trombosis venosas.

• Adenomas hepáticos: es un tipo de tumor que aparece a nivel del hígado. Constituye una rareza con una incidencia muy baja, sólo se ha encontrado en usuarias de preparados de altas dosis y con una duración mayor a cinco años. No suele producir síntomas, aunque en ocasiones provoca dolor abdominal fuerte y se puede complicar con importantes cuadros de hemorragia. Desaparecen tras la suspensión del tratamiento.

También existe otra serie de efectos, probablemente perjudiciales, pero que no están demostrados:

• Cáncer de mama: la relación de AHO y el cáncer de mama constituye uno de los apartados de mayor interés en la actualidad. A ello ha contribuido la alta incidencia del cáncer de mama en la población general en la población occidental. En los grandes estudios no se ha observado un aumento de la frecuencia, independientemente del preparado utilizado. Pero si estratificamos por grupos de edad, existe un mayor riego en mujeres de menos de 45 años, que se compensa con el menor riesgo en mujeres entre los 45-55 años. El incremento del riesgo en edades jóvenes se centra en usuarias de más de 10 años de tratamiento y con inicio antes de los 20 años de edad.

• Cáncer de cuello de útero: no hay un acuerdo unánime sobre el riesgo, probablemente condicionado por la existencia de múltiples factores de confusión, entre los que destacan los hábitos sexuales, el tabaquismo y la infección por ciertos tipos de virus.

¿Cuándo no se pueden usar?

Es difícil establecer unos criterios de exclusión absolutos o relativos para el uso continuado de anticonceptivos. Los absolutos corresponden a casos donde se ha de indicar otro método anticonceptivo diferente, y los relativos hacen referencia a mujeres en las cuales sería aconsejable utilizar otro método y por tanto los anticonceptivos hormonales orales serían una opción alternativa.

Contraindicaciones absolutas:

• Tromboembolismo venoso periférico y/o tromboflebitis: se incluyen tanto procesos actuales como episodios antiguos. Se contraindican en mujeres portadoras de alguna alteración heredada que predisponga a la formación de trombos. También son importantes los antecedentes familiares:

• Alteraciones congénitas de los factores de la coagulación.
• Antecedentes de infartos cerebrales.
• Antecedentes de infarto cardiaco.
• Enfermedad hepática activa.
• Hemorragia uterina en la que se desconoce el origen.
• Embarazo y lactancia materna.
• Fumadoras de más de 35 años.
• Hipertensión arterial severa.
• Diabetes insulinodependiente con complicaciones.

Contraindicaciones relativas:

• Dolor de cabeza tipo migraña.

• Hipertensión arterial: en las mujeres hipertensas bien controladas se pueden prescribir, siempre con un control estricto de su tensión arterial.

• Inmovilización durante cuatro o más semanas: esta contraindicación está basada en el riesgo de trombosis que podrían condicionar los preparados de altas dosis. No existe un acuerdo unánime de que con los de bajas dosis persista este riesgo, pero parece razonable suspender su ingesta antes de una intervención que implique una inmovilización prolongada.

• Epilepsias: no modifican el curso de la enfermedad, pero muchos de los fármacos antiepilépticos interaccionan con los anticonceptivos pudiendo disminuir su actividad.

• Cálculos de vesícula: pueden acelerar el curso de la enfermedad y la aparición de síntomas.

• Enfermedades que impidan el correcto cumplimiento de la toma: enfermedades psiquiátricas, retraso intelectual, drogadicción o alcoholismo.

• Varices: pueden volverse más pronunciadas, pero su presencia por sí sola no constituye una contraindicación.

¿Cómo influyen los AHO sobre al sexualidad?

La anticoncepción debe dirigirse no sólo a evitar gestaciones no deseadas, sino también a favorecer el desarrollo de la esfera sexual. Efectos:

• Las que padezcan vaginitis, aumento de la sensibilidad de las mamas, acné, dolor de cabeza u otros cambios que se achaquen a la píldora, pueden experimentar descenso de la líbido o de la respuesta sexual.

• Las que esperan un descenso en su interés sexual por el consumo de AHO, frecuentemente ven que sus expectativas se cumplen.

Sin embargo, estos mismos factores pueden actuar de forma contraria, mejorando la respuesta sexual en mujeres sin tabúes religiosos y en las que no se sienten culpables por tener actividad sexual sin desear descendencia.

¿Se pueden usar después del parto?

Cuando después de un embarazo se plantea la anticoncepción mediante preparados hormonales orales, habrá que contemplar las distintas situaciones. A lo largo de la gestación normal, sobre todo en los últimos meses, hay un estado de aumento de la coagulabilidad de la sangre que no desaparece hasta que transcurren al menos entre 3 y 6 semanas del parto. Se considera que este estado predispone a la trombosis, que puede ser acentuada por los AHO.

• En la mujer que no da lactancia, esperar unas 6 semanas.

• En la que está dando pecho, no son recomendables. Es mejor recurrir a la anticoncepción de barrera desde el inicio, o a la hormonal de progestágenos solos, con posibilidad de administralos posparto, y no más tarde de la tercera semana tras el mismo.

¿Pueden los AHO iniciarse inmediatamente después de un aborto?

Sí, los AHO son apropiados para usarse inmediatamente después de un aborto (espontáneo o inducido), bien sea en el primer o en el segundo trimestre. La ovulación se reinicia casi de inmediato después de un aborto, dentro de las dos semanas para un aborto del primer trimestre y dentro de las cuatro semanas para un aborto del segundo trimestre. Dentro de las seis semanas postaborto, el 75% de las mujeres ya ha ovulado. Es probable que la hipercoagulabilidad del embarazo no se vuelva significativa desde el punto de vista clínico hasta el tercer trimestre.

PAUTAS DE USO DE AHO EN SITUACIONES CONCRETAS

¿Qué hacer ante el olvido de alguna pastilla?

Si el olvido de la toma es inferior a 12 horas, se debe tomar la pastilla olvidada y la siguiente a la hora que corresponda continuando con la pauta habitual. En este caso, en el mismo día se tomarán dos pastillas, y no existe riesgo de gestación, puesto que se mantiene el mecanismo de acción de los preparados.

Si han transcurrido más de 12 horas, se debe tomar la pastilla olvidada y continuar con la pauta habitual tomando la siguiente a la hora que corresponda terminando el envase con el fin de reducir pequeños sangrados, pero reforzando con otro método anticonceptivo. No existe una definición clara respecto al tiempo en que se debe suplementar con otro método (de barrera, fundamentalmente), pero el plazo razonable debería ser de 8-10 días. Es muy importante que el inicio de cada nuevo envase se realice a la misma hora en que se realizó el envase anterior, ya que hacerlo más tarde conlleva cierta pérdida de eficacia, siendo ésta la causa más frecuente de fallo del anticonceptivo. Si el olvido es de dos o más pastillas en las dos primeras semanas, debe suspenderse el tratamiento e iniciarse de nuevo al octavo día de la última pastilla ingerida, protegiendo con otro método adicional durante los 14 días siguientes al olvido. Si es en la última semana bastará con la cancelación del ciclo e inicio de un nuevo envase al octavo día. No obstante, dadas las diferentes situaciones que se pueden presentar, habrá que individualizar y analizar cada caso. Ante la duda es mejor suplementar con un método anticonceptivo de barrera. En cualquier caso es importante tomar conciencia de la importancia de la toma continuada y de la utilización de mecanismos de apoyo cotidianos para evitar el olvido.

¿Qué hacer si aparecen sangrados entre las menstruaciones?

Este problema puede presentarlo un alto porcentaje de mujeres los primeros meses de uso de anticonceptivos hormonales, incrementándose la incidencia de aparición con el empleo de preparados de baja dosis de estrógenos. La aparición de este sangrado no supone pérdida de eficacia, si la toma ha sido correcta. Tiende a disminuir con el tiempo de uso y es muy raro al cabo de seis meses. Si el sangrado persiste o se produce pasados los tres primeros meses, hay que averiguar la constancia de la toma, si puede deberse a la interacción con otros medicamentos, así como descartar otros procesos como lesiones del cuello del útero, tumores genitales o problemas de la capa interna del útero. Descartados estos procesos, la causa del sangrado a mitad del ciclo es consecuencia de un desequilibrio entre las hormonas que contienen los comprimidos, recomendándose el cambio a otro anticonceptivo con mayor dosis de estrógenos.

¿Qué hacer ante la aparición de vómitos o diarrea?

Ante cualquier situación que influya en la adquisición del anticonceptivo al organismo, como vómitos o diarrea, se puede disminuir la eficacia. Si se presentan de forma esporádica y han transcurrido menos de cuatro horas desde la ingesta de la pastilla, se debe tomar otra, a ser posible de un envase diferente para evitar confusiones. Si han pasado más de cuatro horas, no hay que tomar medidas complementarias porque la absorción ya se ha producido y no se altera la eficacia. Si el cuadro se mantiene en el tiempo es conveniente suspender el tratamiento y reiniciarlo con una nueva menstruación una vez curado el proceso.

¿Es necesario hacer descansos?

No existe indicación para realizar descansos en la toma de anticonceptivos orales. Con ello no se consigue disminuir los efectos secundarios y supone un cambio en la rutina de la toma de las pastillas favoreciendo posibles olvidos. Si la usuaria se somete a una cirugía importante o en el caso de accidentes que requieran inmovilización de las piernas, lo óptimo es interrumpir la administración de los AHO. En caso de accidente, hacerlo de forma inmediata y dos semanas antes de la cirugía. Se reinician apenas la mujer comience a caminar, esto es debido a que el estrógeno puede aumentar levemente el riesgo de una trombosis. Cuando una mujer decide suspenderlos para quedarse embarazada no es necesario adoptar medidas en el seguimiento diferentes a las de la población general.

¿Puedo modificar mi ciclo menstrual?

Existe la posibilidad de varíar en unos días la aparición de la hemorragia, ya sea adelantándola, retrasándola o incluso impidiendo su aparición.

Podemos adelantar el sangrado hasta en un máximo de siete días disminuyendo el número de pastillas en función de los días que se desee. Para retrasarlo se aumenta el número de pastillas los días necesarios. En el caso de querer suprimir el sangrado, se continúa con un nuevo envase sin dejar semana de descanso. El inicio de una nuevo envase una vez conseguida la modificación deseada, será siempre al octavo día de la toma de la última pastilla, no alterando la eficacia del anticonceptivo

¿Existe un límite de uso?

No existe ningún límite en el tiempo de uso de los anticonceptivos.

¿Afectan a la fertilidad?

Los anticonceptivos carecen de efectos permanentes sobre la fertilidad. Cuando una mujer suspende el tratamiento, el retorno a la fertilidad puede tardar algunos meses. En los tres primeros meses se consigue el embarazo del 50% de las que lo buscan. Transcurridos dos años, el 15% de las que no tiene hijos y el 7% de las que tienen embarazos previos, no lo consigue, siendo cifras comparables a la población que no ha tomado tratamiento hormonal.

¿Cuál es el mejor momento para iniciar los AHO?

Los AHO pueden iniciarse en cualquier momento en que se esté razonablemente segura de la ausencia de embarazo, durante los 7 días que comienzan con el inicio de la menstruación (días 1 al 7 del ciclo menstrual). Si la usuaria está utilizando un paquete de 28 píldoras, debe comenzar el nuevo paquete al día siguiente de terminar el paquete anterior (es decir, sin interrupción). Si la usuaria está utilizando el paquete de 21 píldoras, deberá dejar pasar 7 días antes de comenzar el nuevo paquete. Si las píldoras se toman en forma correcta, la usuaria siempre comenzará un paquete nuevo en el mismo día de la semana.

¿Existe una edad mínima para recibir los AHO?, ¿una edad máxima?

Los AHO pueden utilizarse a cualquier edad en que la mujer se encuentre bajo riesgo de embarazo (por ejemplo, después de la menarquia y durante la menopausia). Las mujeres de más de 40 años de edad pueden tomar los AHO siempre que se hayan considerado los demás factores de riesgo (hábito de fumar, hipertensión, diabetes...).

Los riesgos cardiovasculares debidos al uso de los AHO son mínimos en las mujeres de mayor edad, saludables y no fumadoras.

¿En qué momento durante el ciclo pueden reemplazarse los AHO por otro método anticonceptivo?

La usuaria puede cambiar de método en cualquier momento. No se requiere un método de respaldo a menos que la mujer cambie a inyectables o implantes, ya que por lo general son eficaces en 24 horas. Si no está menstruando, la mujer debe tomar la píldora como un método de respaldo, porque si tiene coito sin protección, corre un leve riesgo de concepción durante esas 24 horas hasta que el inyectable o los implantes hagan efecto.

¿Pueden ser útiles para el tratamiento de enfermedades ginecológicas?

● AHO en la hemorragia disfuncional: la hemorragia del útero anormal es una de las causas más frecuentes en la consulta ginecológica y es el primer síntoma de muchas enfermedades. Una vez que se ha descartado la procedencia orgánica, podemos hablar de hemorragia uterina disfuncional, cuyo origen está en una alteración de la regulación del eje de hormonas y que suele llevar a una falta de ovulación. Este tipo de alteraciones se da más frecuentemente al inicio y final de la época reproductiva de la mujer. Los anticonceptivos pueden ser útiles para controlar estos tipos de alteraciones del ciclo.

● AHO en infecciones de transmisión sexual: la aproximación de la mujer a la consulta en busca de un método anticonceptivo es una buena ocasión para que el médico inicie un prevención de las enfermedades de transmisión sexual, o, en su caso, las diagnostique e intente tratarlas lo más pronto posible. En cuanto al porcentaje de estas infecciones en las usuarias de AHO, los estudios son contradictorios. Unos defienden que podrían ser protectores por los cambios que producen, como espesamiento del moco del cuello uterio, menor sangrado menstrual, alteraciones del sistema inmunitario de la paciente que la pueden proteger. Otros, en cambio defienden que podrían favorecer las infecciones.

● AHO y quistes de ovario: la formación de quistes en el ovario es muy común, y posible en cualquier momento del ciclo menstrual. La ecografía es una arma indiscutible para su diagnóstico. Los AHO constituyen una alternativa eficaz para su tratamiento, siempre que el quiste tenga características de benignidad, y además previenen su formación. De cara al tratamiento con

AHO, es muy importante definir bien las características del quiste, su tamaño, consistencia, su relación con otros órganos, forma, movilidad. Si todo orienta hacia benignidad podemos tratarlos con AHO; normalmente el quiste desaparece en unos 3 meses.

● AHO y endometriosis: la endometriosis es la presencia de glándulas de la capa interna del útero, fuera de él, en sitios como el ovario, los ligamentos de sujeción del útero. Los síntomas que producen son sangrados irregulares, dolor e infertilidad. Afecta a mujeres en edad reproductiva. Los AHO pueden ser un tratamiento en casos leves, iniciales en mujeres que no desean descendencia.

¿Qué requisitos previos resultan indispensables antes de prescribir un anticonceptivo hormonal oral?

Hay que interrogar a la paciente, haciendo una historia clínica detallada y una exploración física que recoja los siguientes datos:

1. Antecedentes familiares y personales, poniendo especial interés a enfermedades cardiacas y tromboembólicas.

2. Toma de medicamentos que puedan provocar interacciones y modifiquen la eficacia de los AHO.

3. Analítica: debe incluir pruebas de coagulación, determinación de colesterol, glucosa y pruebas de función hepática.

4. Exploración:

● Presión arterial: Los anticonceptivos afectan a la presión arterial. Aunque el riesgo absoluto de accidente cerebrovascular es muy pequeño en mujeres jóvenes, incluso ligeros aumentos de la tensión arterial pueden duplicar el riesgo de sufrir esta enfermedad. Teniendo en cuenta que muchas veces presentar tensión alta no da ningún tipo de síntomas, y que está fuertemente relacionada, se debe medir la tensión arterial con exactitud antes de empezar a tomarlos y durante todo el tiempo que se utilicen. La frecuencia de esta medición no se ha especificado en los diferentes estudios, pero se ha recomendado comprobar la tensión arterial al principio, a los tres meses y luego cada seis meses.

● Mamas: el cáncer de mama es mucho menos frecuente en las mujeres en edad fértil que en las mujeres posmenopáusicas, pero cuando se produce, tiene una morbilidad y mortalidad significativas. Según los diversos estudios, se debe recomendar a todas las mujeres que adviertan los posibles cambios en sus mamas, pero la exploración de la mama no es un requisito habitual antes de la prescripción de anticonceptivos orales.

● Exploración de la pelvis: durante la exploración pélvica podemos identificar posibles alteraciones a nivel de los ovarios en mujeres que estén asintomáticas. El cáncer de ovario es raro en mujeres jóvenes, ya que el 90%

aparece en mayores de 45 años, pero debido a la falta de síntomas se suele diagnosticar en fases avanzadas de la enfermedad y con un mal pronóstico. En numerosos estudios se ha comprobado que los anticonceptivos orales disminuyen la frecuencia de tumores malignos de ovarios, así como de formaciones a modo de quistes de carácter benigno.

● Determinación del peso: aunque existen numerosos trabajos sobre la píldora anticonceptiva y la convicción de que muchas mujeres engordan al tomarla, no se ha encontrado que sea cierto, es decir, este tratamiento no induce el aumento de peso, por lo que no es necesario realizar mediciones seriadas en la consulta.

● Citología: las mujeres con actividad sexual tienen mayor riesgo de presentar problemas malignos en el cuello del útero. La evolución de la enfermedad suele ser lenta, independientemente del método anticonceptivo usado. Todas deben someterse al programa de detección precoz del cáncer de cuello.

¿Qué controles son recomendables?

Se recomienda realizar los siguientes controles en una mujer en tratamiento con anticonceptivos hormonales orales:

Mujer menor de 35 años:
● Primer control a los 3-6 meses:
– Valorar efectos secundarios.
– Comprobar la toma correcta, aclarar dudas.
– Medida de TA.
● Anualmente:
– Actualización de la historia personal y familiar de factores de riesgo.
– Medida de TA y peso.
● Cada 3-5 años:
– Control analítico: colesterol, triglicéridos, glucosa.
– Palpación abdominal.
– Exploración pélvica y citología.
Mujer mayor de 35 años:
● Primer control a los 3-6 meses.
– Valorar efectos secundarios.
– Comprobar la toma correcta, aclarar dudas.
– Medida de TA.
● Anualmente
– Actualizar historia familiar y personal de factores de riesgo.
– Medida de TA.
– Control analítico.
– Suspender tratamiento si hay tabaquismo.

- Cada 3 años:
  - Palpación abdominal.
  - Exploración pélvica y citología.
- Es recomendable realizar una primera mamografía a los 40 años.

¿Existe algún tipo de clasificación para los anticonceptivos orales?

La OMS, en 1996, propuso una clasificación en cuatro grupos que incluye circunstancias específicas y la conveniencia o no de continuar con el tratamiento de anticonceptivos orales (refiriéndose a los de baja dosis).

¿Cuál es el grupo 1?

En este apartado, la OMS incluye aquellas condiciones en las que no existe ninguna restricción para el uso del anticonceptivo, que son las siguientes:

- Posaborto del primero o segundo trimestre.
- Desde el inicio de la menstruación hasta los 40 años.
- Antecedentes de diabetes desarrollada en el embarazo.
- Antecedentes de tensión alta producida por el embarazo.
- Cirugía mayor que no requiere inmovilización posterior.
- Varices.
- Dolor de cabeza leve.
- Enfermedades de la mama de tipo benigno.
- Sida.
- Miomas en el útero.
- Antecedentes de embarazo extrauterino.
- Epilepsia.
- Endometriosis.
- Dolor durante la menstruación.
- Tumores benignos del ovario.
- Enfermedad inflamatoria de la pelvis.

¿Qué se incluye en el grupo 2?

Son aquellas situaciones donde las ventajas de usar el método, en general, son mayores que los riesgos teóricos:

- Edad mayor de 40 años.
- Fumadoras de menos de 35 años.

- Tensión arterial entre niveles de 140-150/90-99.
- Diabetes en tratamiento con insulina sin tener enfermedad vascular.
- Trombosis venosa superficial.
- Dolor de cabeza frecuente y de intensidad moderada.
- Migraña, pero sin tener síntomas neurológicos.
- Anemia.
- Cáncer de cuello del útero, mientras se espera al tratamiento.

¿Qué situaciones encontramos dentro del grupo 3?

Son aquellos casos en los que los riesgos teóricos sobrepasan las ventajas de usar anticonceptivos orales:
- Lactancia, de 6 semanas a 6 meses después del parto.
- Menos de 21 días después del parto.
- Fumadora de más de 35 años, consumiendo menos de 20 cigarrillos al día.
- Antecedentes de cáncer de mama, sin enfermedad después de cinco años.
- Cirrosis leve.
- Problemas de cálculos biliares.

¿Cómo se define el grupo 4?

En este último grupo, la OMS incluye todas aquellas condiciones que representan un riesgo para la salud no aceptable, y por tanto nunca se deberían usar los anticonceptivos hormonales orales:
- Embarazo.
- Lactancia, de menos de 6 semanas posparto.
- Fumadora mayor de 35 años y que consume más de 20 cigarrillos al día.
- Tensión arterial alta.
- Diabetes de más de 20 años de evolución o con afectación importante a nivel del riñón, la retina o de cualquier territorio vascular.
- Antecedentes de trombosis venosa profunda.
- Cirugía mayor con inmovilización prolongada.
- Enfermedad del corazón con complicaciones.
- Dolor de cabeza severo con síntomas neurológicos.
- Cáncer de mama actual.
- Hepatitis activa.
- Tumores del hígado.

IMPLANTES SUBDÉRMICOS

¿En qué consisten?

Es un sistema de anticoncepción hormonal de liberación continuada. El primero de los implantes subdérmicos apareció en Estados Unidos en 1991. Se basan en una secreción lenta y constante de hormonas a través de la pared de una cápsula de goma que genera niveles bajos, pero constantes, de gestágenos en sangre. No contiene estrógenos. La hormona que secretan es una progesterona sintética llamada levonorgestrel. Consisten en seis pequeñas gomas con forma similar a unas cerillas colocadas bajo la piel.

¿Cuál es su eficacia?

Se ha demostrado una alta eficacia, con un índice de embarazo por debajo del 1%. La fertilidad se recupera rápidamente después de la extracción de la cápsula.

¿Cómo los implantes hormonales previenen el embarazo?

Los tubos de goma eliminan lentamente una pequeña cantidad de levonorgestrel. Esto detiene la ovulación en el ovario. El embarazo no se produce si no hay ovulación. El implante cambia la línea del endometrio del útero adelgazándolo y debilita el moco del cuello. De esta manera el levonorgestrel dificulta el ascenso espermático para alcanzar el óvulo.

¿Cuándo comienzan a hacer efecto?

Si el implante hormonal es insertado los primeros siete días del ciclo menstrual, comienzan a proteger del embarazo 24 horas después de colocados.

¿Cuánto tiempo duran?

Los implantes hormonales tienen un efecto contraceptivo que dura cinco años. Los implantes pueden insertarse en cualquier momento en que se esté seguro de que no existe embarazo. Los niveles de gestágeno en la sangre se elevan a un nivel suficiente para impedir la concepción dentro de las 24 horas siguientes a la inserción. A medida que el tiempo pasa, tiene una efectividad levemente menor en la prevención del embarazo. Por lo tanto, un nuevo set de implantes debe ser colocado pasados los 5 años.

¿Cómo se coloca?

El implante de progesterona se coloca inmediatamente debajo de la piel de la superficie interna del brazo. Se realiza en pocos minutos utilizando anestesia local. Pueden existir complicaciones como expulsión de la cápsula o que se introduzcan demasiado profundos. En estos casos puede ser útil para localizarlos y ayudar en su extirpación el uso de rayos X.

¿Qué patrón de hemorragia producen?

El implante de progesterona conduce a un adelgazamiento del endometrio. El ciclo hormonal normal se interrumpe, lo que genera diversos patrones de sangrado desde la hemorragia mensual regular razonable hasta la hemorragia intermensual frecuente, el sangrado casi a diario o la falta de regla por completo.

¿Hay que preocuparse si desaparece el periodo menstrual?

No. Algunas mujeres dejan de tener su período menstrual después de aplicarse los implantes hormonales. Ésta no es una razón para preocuparse. No es un problema médico. Sólo significa que los ovarios están descansando y no liberando un óvulo cada mes. Cuando los ovarios no ovulan, el endometrio que está dentro del útero no crece, de forma que no habrá menstruación. Al retirar los implantes hormonales, el ciclo volverá a tener su ritmo habitual.

Si una mujer se queja de menstruaciones más abundantes o de sangrado prolongado, ¿existe una base médica para extraer los implantes?

Los episodios irregulares, e incluso prolongados, de sangrado ya hemos dicho que son comunes y están previstos en los primeros 3 a 6 meses de uso de los implantes. El sangrado profuso (superior a una menstruación normal) es muy poco común con los implantes.

¿Qué efectos producen sobre el metabolismo?

Existen cambios mínimos sobre los lípidos, con una reducción del colesterol y de los triglicéridos.

¿Pueden todas las mujeres usar implantes hormonales?

No. Estos implantes no pueden ser usados por aquellas mujeres:
- Que presenten pérdidas de sangre cuyo origen no conozcamos.
- Que tengan enfermedades del hígado.
- Que hayan padecido de cáncer de mama.
- Que puedan estar embarazadas.

¿Qué efectos secundarios producen?

Hay algunos posibles efectos colaterales en los implantes hormonales. Son diferentes para cada mujer. Entre ellos se encuentran los siguientes:
- Sangrado irregular, que es más frecuente en el primer año.
- Cambios de peso.
- Calvicie o hirsutismo (crecimiento de pelo).
- Acné.
- Dolores de cabeza.
- Cambios de carácter, como depresión o nerviosismo.
- Dolor de mamas.

¿Qué efectos beneficiosos producen?

Los implantes hormonales pueden causar menstruaciones muy leves o suprimir las mismas, con lo que mejoran la anemia y los dolores menstruales.

¿Se ve el implante?

Normalmente no se ve el implante debajo de la piel. Sin embargo, en las mujeres delgadas, la marca sí puede apreciarse.

¿Tienen los implantes alguna restricción relativa a la edad o el número de hijos?

No. Los implantes pueden usarse a cualquier edad en que la mujer se encuentre bajo riesgo de embarazo hasta la menopausia, inclusive.

¿Cuándo pueden insertarse los implantes después del parto?

Si la mujer está lactando tanto de forma completa como parcial, lo ideal sería esperar por lo menos hasta las seis semanas del posparto para iniciar los implantes. Partiendo de los estudios con animales, de las fluctuaciones observadas en las hormonas sexuales humanas durante las primeras seis semanas de vida y de la inmadurez del hígado del recién nacido, se considera prudente esperar para iniciar los anticonceptivos sólo de progestágeno hasta que la mujer lactante se encuentre en las seis semanas del posparto. Su uso posterior no produce ningún efecto sobre el desarrollo y crecimiento de los bebés, ni produce aumento del riesgo de trombosis.

¿Cuál debe ser el seguimiento de rutina?

Sería aconsejable fijar una visita dentro de los primeros 3 meses después de la colocación para verificar el sitio de la inserción.

¿Qué puede suceder si los implantes se extraen después de que hayan pasado cinco años?

No existe ningún riesgo producido por los mismos implantes después de cinco años. Sin embargo, dado que los niveles de hormona liberada por los implantes disminuyen con el tiempo, después de cinco años de uso, no evitan el embarazo con la misma eficacia con que lo hacen durante los primeros cinco años de uso. Los estudios demuestran que a medida que aumenta la tasa de embarazos también aumentará la tasa de embarazos fuera del útero.

¿Son los implantes menos eficaces en las mujeres de mayor peso corporal?

Un mayor peso corporal no parece disminuir en medida apreciable la eficacia de los implantes fabricados con tubos flexibles. En contraste, los implantes fabricados con tubos más antiguos y duros (no se han fabricado desde 1992) eran menos eficaces en las mujeres que tenían un sobrepeso importante.

ANTICONCEPCIÓN DE EMERGENCIA

¿A qué se denomina anticoncepción de emergencia?

La anticoncepción de emergencia es un método de control de la fecundidad. Puede ser definida como la utilización de un fármaco o dispositivo, con el fin de prevenir un embarazo después de una relación coital desprotegida o de fallo percibido del anticonceptivo que habitualmente se utiliza, es decir, tiene por objeto prevenir la implantación en el útero en el caso de que se haya producido fecundación. También se llama intercepción poscoital.

¿Cuál es la probabilidad de que una mujer se quede embarazada tras mantener relaciones sexuales?

Se considera que la probabilidad de embarazo para una mujer que haya tenido relaciones sexuales a mitad del ciclo varía entre el 20 y 42%, mientras que en otro momento disminuiría al 5%.

La fecundación es un proceso que se da en una zona de la trompa de Falopio y que finaliza con la fusión de los núcleos femenino y masculino. Cabe la posibilidad de detectar la ovulación, pero no se puede predecir el desencadenamiento de la implantación de estos núcleos fusionados.

¿En qué porcentaje de ciclos menstruales hay implantación?

Se sabe que la implantación sólo se dará en uno de cada cinco ciclos menstruales, incluso en parejas fértiles que estén intentando obtener un embarazo. Supone un recurso para la prevención del embarazo no deseado y también para la disminución del número de interrupciones voluntarias del embarazo.

¿Desde cuándo se emplea este método anticonceptivo?

La historia de la anticoncepción de emergencia se inicia en la década de 1960 en Yale con Morris y Van Wagene, que administraba altas dosis de estrógenos a monos para impedir la implantación del óvulo, pero con una elevada tasa de efectos secundarios.

Más tarde Yuzpe, en la década de los 70, desarrolló un método que utilizaba anticonceptivos hormonales orales.

A lo largo de estos años, ha sido de las pautas más extendidas, posiblemente en relación a su eficacia y fácil accesibilidad. En los últimos tiempos se ha comercializado una molécula llamada Levonorgestrel como anticonceptivo de emergencia, con una eficacia superior al método de Yuzpe y una mejor tolerancia.

¿Cuándo está indicado este método anticonceptivo?

Cuando se ha realizado el coito sin ningún método anticonceptivo o los métodos se han utilizado incorrectamente.

También se encuentra indicado en aquellas situaciones en las que existe un mal cálculo de los días fértiles, eyaculación antes de lo previsto, rotura o retención de preservativo u olvidos en la toma de pastillas anticonceptivas.

¿Cuándo se debe administrar?

La administración debe ser dentro de las primeras 72 horas, pasado este tiempo protege menos.

¿De qué métodos se dispone?

En la actualidad disponemos de varios métodos:

1. Método de Yuzpe.

• Es la combinación de estrógenos y gestágenos administrados en dos tomas en las 72 horas posteriores al coito desprotegido.

• Tiene una buena eficacia, con una tasa de fallos en torno al 2-3%. Hay que tener en cuenta los posibles efectos secundarios gastrointestinales. Con el método de Yuzpe aparecen náuseas hasta en un 50% de los casos y vómitos en un 20% de las mujeres. También pueden aparecer dolor en los senos, dolor de cabeza y alteraciones del ciclo menstrual.

2. Estrógenos en elevadas dosis: lo ideal es administrarlo en las primeras 24 horas; actualmente casi no se emplea por sus efectos secundarios.

3. Dispositivo intrauterino.

• Su principal mecanismo de acción es antiinflamatorio. Tiene una alta eficacia, con tasa de fallos inferiores al 1%. Su utilización no está extendida. Se inserta cuando han transcurrido más de tres días y menos de cinco tras el coito.

4. Danazol.

● Es un esteroide sintético que puede interferir directamente sobre el desarrollo de los folículos y produciendo atrofia del endometrio. Parece que puede tener menos efectos secundarios que el método de Yuzpe, pero con una incidencia de fallos mayor. También se usa dentro de las primeras 72 horas.

5. Mefepristona (RU 486).

● Es un esteroide sintético comercializado para la inducción farmacológica del aborto. En España la única indicación es la finalización voluntaria del embarazo, antes de los 49 días de gestación y debe ser utilizado en medio hospitalario; por ello, aunque es de una alta eficacia no podemos usarlo como anticoncepción de emergencia.

6. Gestágenos (Levonorgestrel).

● Supone la toma de dos dosis dentro de las primeras 72 horas después del coito, con una tasa de fallos en torno al 2%. Actualmente, dados sus buenos resultados y escasos efectos secundarios, es el método más utilizado como anticoncepción de emergencia.

ANTICONCEPCIÓN CON LEVONORGESTREL

¿Cómo se utiliza?

El primer comprimido debe tomarse antes de que transcurran 72 horas después del coito sin protección, y el segundo debe tomarse 12 horas después del primero.

¿Cuál es su eficacia?

Es muy eficaz, con una tasa de embarazos en torno al 2 %. Es más seguro cuanto antes se tome.

¿Qué efectos secundarios puede producir?

La pauta con Levonorgestrel puede producir unos efectos secundarios similares al método Yuzpe, pero ocurren en una frecuencia menor. Así, pueden aparecer náuseas, dolor de cabeza, mareo, tensión mamaria y vómitos. Suelen remitir a los pocos días.

En el supuesto de que vomite antes de tres horas de tomar el comprimido, se ha de tomar otro.

¿Tiene efectos teratógenos?

En el caso de que falle y se produzca un embarazo no tiene efecto teratógeno, es decir, no produce alteraciones en el desarrollo del feto.

¿Cómo actúa para impedir el embarazo?

Tiene un mecanismo de acción múltiple y no se conoce con exactitud cuál es el fenómeno que se altera para evitar una posible gestación. Parece que es una combinación de diferentes acciones.

En cierta medida se produce una inhibición o retraso de la ovulación, pero en los diferentes estudios no queda claro y parece que hay otros mecanismos de mayor peso; en estudios animales se sugiere que se altera el transporte del óvulo en la trompa, pero no está demostrado en humanos; puede que exista una acción sobre el cuerpo lúteo, acortando su duración.

En lo que la mayoría de los autores coincide es en decir que el principal efecto se produce a nivel del endometrio, retrasando su maduración y alterándolo para impedir la posible implantación.

¿Cuándo aparece la regla después de tomarlo?

Más de la mitad de las mujeres tiene su próxima regla sin apenas cambio de fechas, aunque puede aparecer antes o después de lo esperado.

¿Qué hacer en el supuesto de que exista un retraso en la aparición de la regla?

Se debe consultar al médico si se produce un retraso mayor de 15 días.

¿Cuál es el perfil de las usuarias españolas?

Según un estudio realizado por la Sociedad Española de Ginecología y Obstetricia en el año 2002, el perfil de las usuarias que solicitan este tratamiento sería el de una mujer joven, con media de edad de 23 años, con estudios secundarios y que lo conocen por el entorno social.

El motivo de solicitarlo en un 79% es por mal uso del preservativo y en un 15% por no utilizarlo. El 67% lo demandan en las primeras 24 horas y los días de la semana con mayor frecuencia son el lunes, con un 28%, y el sábado, con un 21%.

ANILLO ANTICONCEPTIVO

¿En qué consiste?

El anillo anticonceptivo es un anillo vaginal delgado y transparente que contiene una dosis hormonal baja de etinilestradiol y etonogestrel.

¿Cuáles son sus dimensiones?

Es flexible, de 5 cm de diámetro y la mujer se lo inserta en la vagina.

¿Cómo actúa el anillo anticonceptivo?

Una vez colocado el anillo en la vagina, libera de forma continua ambos tipos de hormonas, que previenen la ovulación y hacen el moco más espeso convirtiéndolo en una barrera para el ascenso de los espermatozoides.

¿Cuál es su efectividad?

Está diseñado para que dure 21 días. Es efectivo entre un 98-99%

¿Cuándo se debe usar?

Se inserta durante los primeros 5 días de la menstruación y comienza a ser efectivo después de usarlo continuamente durante 7 días.

Se deja en la vagina tres semanas seguido de una semana sin nada, a los pocos días bajará la menstruación. El anillo puede salirse de la vagina; si esto pasa, se lava con agua fría o tibia y se vuelve a insertar, teniendo en cuenta que cuando pasa más de tres horas fuera, existe posibilidad de embarazo.

¿Dónde hay que colocarlo?

No importa dónde se coloca exactamente, ya que no es un anticonceptivo de barrera. No se puede insertar incorrectamente, ya que una vez en la vagina, empieza a liberar las hormonas que impedirán que se produzca un embarazo.

¿Qué hacer si se está utilizando otro método anticonceptivo?

Se puede cambiar de un método de control de la natalidad hormonal directamente a usar un anillo vaginal sin afectar a su eficacia. Según cual se esté usando hay que tener en cuenta:

- Hormonal oral (píldora): se inserta el anillo vaginal antes de 7 días desde la toma de la última pastilla del paquete.
- Oral de progesterona (minipíldora): se puede insertar el anillo cualquier día del ciclo y suspender la píldora el mismo día.
- Inyectables: se inserta el día que toca la siguiente inyección.

¿Cómo se inserta?

Al principio puede ser un poco extraño. Sin embargo, si lo inserta incorrectamente no será problema, porque el anillo anticonceptivo vaginal no es un método de barrera. Oprima las orillas del anillo en forma ovalada y suavemente empuje dentro de la vagina, hasta que no se sienta.

¿Existen contraindicaciones?

Hay mujeres que no podrán usar el anillo vaginal por el riesgo de problemas serios para su salud. No deben usarlo las mujeres mayores de 35 años y fumadoras o en cualquiera de las siguientes situaciones:

- Antecedentes de enfermedad cardiovascular.
- Alteraciones en el sistema de coagulación.
- Antecedentes de tromboembolismo.
- Hipertensión arterial.
- Diabetes tratada con insulina.
- Sospecha de embarazo.
- Enfermedad hepática.
- Existencia o sospecha de tumores del aparto genital o de las mamas.
- Si requiere reposo prolongado después de una cirugía.
- No se puede usar a la vez que se está dando lactancia.

¿Tiene efectos secundarios?

Con una frecuencia baja, en torno al 1%, puede aparecer dolor de cabeza, disminución de la libido, inestabilidad emocional, tensión mamaria, diarrea, picor vaginal, infecciones del tracto urinario, sangrados irregulares o aumento de peso.

¿Cuáles son las ventajas de este método anticonceptivo?

El nuevo anillo tiene al menos dos ventajas sobre las otras opciones hormonales anticonceptivas:

● No se tiene que tomar todos los días, como sucede con las píldoras, lo cual mejora su función.

● Las mujeres pueden implantarlo ellas mismas, dándoles un sentido de control de su fertilidad.

SABÍA USTED QUE...

● De cada 100 mujeres en edad de procrear, el 36% no utiliza ningún método anticonceptivo. De estas mujeres, el 4% es estéril, el 7% ha recibido esterilización, el 5% se encuentra en estado y el 13% no tiene pareja sexual.

● Una mujer tiene la regla a lo largo de su vida por término medio durante 39 años.

● En el mercado existen más de 40 marcas acreditadas de preservativos que siguen la normativa europea.

● Japón es el primer consumidor mundial de preservativos.

MÉTODOS QUIRÚRGICOS DE ESTERILIZACIÓN

La anulación definitiva de la función reproductora pueden conseguirse mediante una serie de métodos. Se incluyen dentro de los métodos contraceptivos, pero no cumplen algunas de las características básicas de éstos, como es la reversibilidad. Pueden aplicarse tanto al hombre como a la mujer.

ESTERILIZACIÓN FEMENINA: LIGADURA TUBÁRICA

¿Qué es?

Es una intervención quirúrgica menor destinada a ligar y seccionar las trompas de Falopio en la mujer y así impedir la unión del espermatozoide con el óvulo a nivel de la trompa. Este sistema de anticoncepción inició su notable difusión en la década de los años 30, y fue en Estados Unidos, en 1880, donde se practicó la primera intervención de este tipo. Se puede llegar a prever que si las condiciones socioeconómicas que favorecen su propagación siguen persistiendo, el 50% de las parejas en edades comprendidas entre 35 y 39 años, habrán elegido este método si consideran acabada su reproducción.

¿Qué tasa de fallos tiene?

Método de altísima efectividad, con una tasa de 0,2-0,4 embarazos por cada 100 mujeres intervenidas. No interfiere con la producción hormonal, la menstruación, la menopausia o cualquier otro que no sea el embarazo. Se han observado algunos fallos en las raras ocasiones en que las trompas han vuelto a unirse tras la intervención, o en las que tal intervención no se ha realizado convenientemente y no se ha producido la sección y bloqueo de las trompas por error.

¿Qué vías de abordaje existen?

Existen varios procedimientos, los más frecuentes son:
• Laparotomía (apertura del abdomen): actualmente una simple ligadura de trompas no justifica una intervención quirúrgica mayor, pero se puede

aprovechar el momento de practicar una cesárea o cualquier otra operación para realizarla.

● Minilaparotomía: consiste en una pequeña incisión para abrir paso a la cavidad abdominal. Durante el periodo de posparto inmediato el útero está agrandado y las trompas se encuentran desplazadas hacia la mitad del abdomen, lo que facilita la aplicación de esta técnica. Debemos tener en cuenta que no está exenta de problemas, se puede presentar sangrado excesivo o aumento en la tasa de fallos debido a la congestión de los órganos propios de este momento.

● Vía vaginal: se lleva a cabo mediante una incisión practicada en el fondo de la vagina a través del cual se alcanzan las trompas con posterior ligadura y corte. Es una técnica difícil, pues muchas veces no se consigue localizarlas, sobre todo si las trompas son demasiado cortas o existen adherencias que las mantengan fijas en el abdomen. Se reservará este tipo de intervención para aquellos casos en los que la paciente deba someterse a algún tipo de cirugía vaginal que permita aprovechar el mismo acto quirúrgico.

● Laparoscopia: el desarrollo de la fibra óptica hizo posible la fácil iluminación de la cavidad abdominal. El laparoscopio es un tubo delgado (del tamaño de una pluma estilográfica) de acero inoxidable, que contiene un haz de fibras ópticas que transmite luz. Con la técnica de laparoscopia convencional, se introduce gas en el abdomen a través de una aguja que se inserta en la parte inferior del ombligo. Luego se introducen unos dispositivos para el acceso que se denominan trocares. En uno se mete el laparoscopio que nos permite la visión de la cavidad abdominal directamente y por el otro una pinza especial para hacer las maniobras de sujeción de órganos, corte, coagulación.. La esterilización se puede conseguir de varias formas: coagulando, con la aplicación de una banda de goma como si fuera un anillo o aplicando un broche de plástico o metal a través de cada trompa. El laparoscopio hace de la ligadura de trompas una intervención hospitalaria breve y segura, que causa pocas cicatrices visibles o ninguna.

● Histeroscopia: es un método para visualizar la cavidad uterina. Consiste en un óptica similar al laparoscopio. Se suele practicar sin anestesia, es una técnica sencilla. Se introduce a través del cuello del útero y se rellena la cavidad con líquido para facilitar la visón panorámica. Es una vía de acceso alternativa para conseguir una esterilización de las trompas.

¿Qué es la esterilización tubárica?

La técnica que puede elegirse es variada. Una de ellas es la de Pomero, que es la más utilizada y consiste en ligar las trompas seguido de una sección de un porción de ellas. También tenemos la técnica de Irving, que añade un alejamiento de los dos extremos que nos quedan tras el corte, la técnica de

Madlener, de Uchida.... en definitiva, todas tratan de cortar el paso e interrumpir la continuidad de la trompa de Falopio en algún momento de su extensión.

¿Qué beneficios nos aporta?

Es una protección excelente de por vida.

¿Quién lo puede usar?

• Mujeres que soliciten el método y den su consentimiento informado, de una manera voluntaria y sin ningún tipo de presión.

• Mujeres que deseen un método anticonceptivo definitivo.

• Aquellas personas que estén completamente seguras de haber logrado el número de hijos que deseen tener.

• Mujeres en las que el embarazo representa un riesgo grave para su salud.

¿Quiénes no lo deben usar?

• Mujeres embarazadas.

• Mujeres con enfermedad pélvica inflamatoria activa.

• Mujeres con aborto infectado.

Hay que utilizarlo con precaución en:

• Mujeres jóvenes o sin hijos.

• Mujeres que no hayan tenido acceso a otros métodos anticonceptivos.

• Mujeres con problemas médicos importantes, por ejemplo, anemia severa, enfermedad del corazón, antecedente de enfermedad pélvica inflamatoria en menos de tres meses, sobrepeso.

¿Qué complicaciones se pueden producir?

• Lesiones de la vejiga o intestino: de haber lesión en la vejiga o en el intestino y éstos se reconozcan durante la misma operación, el médico deberá realizar una reparación primaria. De descubrirse en el postoperatorio deberá acudir al centro apropiado para el tratamiento.

• Sangrado superficial en los bordes de la piel, a nivel interno.

• Dolor en el sitio de la incisión. Hay que descartar una infección y administrar el tratamiento indicado.

• Hematoma: por lo general se resuelve con el tiempo.

• Fiebre posoperatoria.

¿Existen restricciones médicas según la edad o el número de hijos?

En cuanto a la seguridad, no existen restricciones médicas, por edad o paridad, para esterilizar a una mujer, pero deben considerarse ambas durante el proceso de orientación a fin de minimizar la posibilidad de arrepentimiento. Se ha comprobado que la edad a la hora de la esterilización es un factor de riesgo de arrepentimiento tanto en la mujer como en el hombre. En un estudio se encontró que entre las mujeres que tenían menos de 30 años de edad cuando se esterilizaron, la probabilidad de que declararan sentirse arrepentidas era de dos a tres veces mayor que entre las mujeres que tenían de 30 a 35 años.

DISPOSITIVO INTRATUBÁRICO: ESSURE

¿Qué es el dispositivo intratubárico?

Se trata de un nuevo dispositivo que, colocado en el interior de las trompas uterinas, consigue su obstrucción de forma permanente e irreversible. El dispositivo provoca que crezca tejido en el interior de las trompas uterinas (fibrosis) que al final ocluye por completo el interior de la trompa impidiendo el paso de los espermatozoides

¿De qué está compuesto?

El dispositivo Essure es un muelle de 4 centímetros de largo y 0,8 milímetros de diámetro. La espiral exterior es elástica y expansible, y en la parte interior tiene titanio, aunque también hay acero inoxidable y níquel.

¿Qué mujeres son candidatas a su uso?

Son candidatas aquellas mujeres:
• Con deseo firme de contracepción definitiva, para lo cual deberán dar su consentimiento verbal y escrito.
• Que no deseen someterse a anestesia general.
• Preocupadas por los efectos secundarios de otros métodos.
• Con riesgo vital en caso de futuros embarazos.
• Con deseo de rápida recuperación.

¿Cómo se coloca?

Se realiza en quirófano, sin anestesia, y sin heridas. El procedimiento dura alrededor de 20 minutos. No se requiere incisión para colocar los dispositivos en las trompas uterinas. El ginecólogo accederá a las trompas mediante histeroscopia. El histeroscopio es un pequeño dispositivo acoplado a una minicámara que se introduce por la vagina y a través del cuello uterino llega a la cavidad uterina; una vez se accede a ella mediante un mecanismo especial, se introducirá un dispositivo en cada una de las trompas. El muelle se expande hasta obstruir toda la cavidad haciendo presión sobre las paredes. El dispositivo se absorbe y provoca que crezca tejido en el interior de las trompas uterinas (fibrosis). Cuando el proceso concluye el tejido ocluye por completo el interior de la trompa impidiendo el paso de los espermatozoides.

ESTERILIZACIÓN MASCULINA: VASECTOMÍA

¿En qué consiste?

La vasectomía es la sección de los conductos deferentes, que son los encargados del transporte de los espermatozoides, una vez que ya han madurado, y que se localizan uno en cada testículo. Produce una esterilización permanente. Es una técnica más sencilla que cualquiera de las técnicas femeninas y se efectúa rápidamente con anestesia local. Una vez realizada la intervención, el hombre es dado de alta. Aunque se considera un método permanente, en alrededor de la mitad de los casos las técnicas modernas pueden revertir el procedimiento y lograr una fertilidad posterior.

¿Es necesario usar métodos anticonceptivos adicionales después de una vasectomía?

Sí. Aunque el hombre pueda tener relaciones sexuales dos o tres días después del procedimiento, la vasectomía no tiene efecto inmediatamente. Se recomienda usar métodos adicionales durante las 12 semanas siguientes o por lo menos durante las primeras 20 eyaculaciones después de la vasectomía. Cuando es posible, debe efectuarse un análisis del semen para verificar que ya no contiene espermatozoides. Es importante tener en cuenta que un hombre que ha tenido una vasectomía aún puede correr el riesgo de adquirir o transmitir enfermedades de transmisión sexual.

¿Se producen efectos secundarios a corto plazo?

En la misma semana de la intervención, pueden presentarse molestias testiculares que desaparecen con el uso de un suspensorio, un cierto reposo o con la administración de calmantes suaves. Las complicaciones inmediatas son poco importantes, suelen ser la infección y la formación de hematomas.

¿Causa efectos secundarios a largo plazo?

Los estudios no han sido concluyentes en cuanto a un posible aumento en el riesgo de que se produzca cáncer de la próstata. A pesar de que en varios estudios no se objetivó asociación alguna, en dos estudios se encontró un leve aumento en el riesgo. La vasectomía no afecta la función sexual normal. El hombre continúa produciendo hormonas masculinas, las cuales ayudan al hombre a tener erecciones, deseo sexual y eyaculaciones. La vasectomía sólo conlleva la oclusión de dos conductos pequeños, no la extirpación de glándulas ni de órganos. Por lo tanto, no interfiere con las funciones de los testículos: es decir, la producción de testosterona y la formación de espermatozoides.

¿Debe considerarse un método permanente?

Aunque existen procedimientos para revertir una vasectomía, la operación es muy compleja y costosa, y la tasa de éxito depende de varios factores, tales como: el tipo de procedimiento de reversión, la experiencia del médico, el tiempo que ha transcurrido desde que se efectuó la vasectomía, la calidad y cantidad de los espermatozoides.

ANTICONCEPCIÓN DESPUÉS DEL PARTO

El posparto es uno de los periodos de la mujer donde más importancia cobra una anticoncepción segura y eficaz.

Las posibilidades que tenemos son básicamente las mismas que en otras circunstancias, pero con matices:

- Lactancia materna.
- Métodos de barrera.
- Métodos químicos.
- Anticoncepción hormonal.
- Esterilización.
- Dispositivos intrauterinos.

LACTANCIA MATERNA

Ya hemos visto en otro capítulo cómo la lactancia es un método fisiológico que protege en cierta medida a la mujer de un nuevo embarazo suprimiendo la ovulación por medio de mecanismos estimulados por la succión del pezón.

¿Es un método fiable?

Se debe considerar un método temporal y poco fiable.

MÉTODOS DE BARRERA

En general son los más recomendados por su inocuidad y fácil utilización.

DIAFRAGMA

Durante el posparto la vagina sufre cambios locales en sus tejidos que la hacen más débil, sus dimensiones pueden variar lo que puede llevar a dolor y dificultad en la introducción del diafragma.

¿Cuánto tiempo se debe esperar para utilizarlo?

Se recomienda esperar por lo menos seis semanas, cuando la vagina ha recuperado su estado normal y el útero ha vuelto a su tamaño normal.

CAPUCHÓN CERVICAL

Es un dispositivo similar a un diafragma que se aplica directamente sobre el cuello del útero.

¿Se encuentra contraindicado?

Está contraindicado durante esta época por los cambios que ha sufrido el cuello en la gestación.

PRESERVATIVO MASCULINO

El preservativo masculino es el método de barrera más adecuado.

MÉTODOS QUÍMICOS

Se usan como complemento a métodos de barrera, igual que en mujeres fuera de este periodo. En España su uso no está muy extendido.

ANTICONCEPCIÓN HORMONAL

Consideraciones a tener en cuenta:

● Los estrógenos sintéticos y la progesterona son excretados por la leche humana, por lo que pasan al recién nacido. Se han descrito efectos secundarios sobre el niño como aumento de las glándulas mamarias, alteraciones esqueléticas y alteraciones sanguíneas.

● El periodo posparto se caracteriza por cierto aumento de la viscosidad de la sangre.

Anticonceptivos orales combinados (estrógenos y gestágenos)

No influyen en el inicio de la producción de leche, pero sí favorecen su retirada precoz, pueden disminuir el volumen hasta la mitad en las primeras semanas y parece que también alteran la composición de la leche. No se recomiendan los que contienen dosis altas de estrógenos. La Academia Americana de Pediatría considera que los que usamos normalmente de dosis bajas son compatibles con la lactancia natural, aunque es verdad que existen estudios que sugieren cambios en la composición y formación de la leche.

Anticonceptivos sólo con gestágenos

Son la minipíldora, los implantes y los preparados trimestrales de uso intramuscular. No tienen influencia llamativa sobre la lactancia, sólo se ha observado un descenso en el contenido de ácidos grasos en la leche.

• Minipíldora: dar pequeñas dosis diarias de un gestágeno puede considerarse durante el puerperio.

• Anticonceptivos inyectables: también se pueden utilizar

DIU

La utilización del DIU es segura y tiene las mismas contraindicaciones que en una mujer fuera de este periodo. Planteada su inserción en el posparto inmediato sería una contraindicación la presencia de fiebre, sangrado, o la bolsa de las aguas rota durante más de 24 horas, el resto no se ven modificadas.

¿Cuál es su eficacia?

Es difícil de evaluar por la falta de regla que ocurre de forma normal. Parece que es similar a otro periodo y que depende de la técnica de inserción.

¿Cuándo se debe colocar?

• Después de expulsada la placenta: se coloca en el momento del parto, inmediatamente después de la salida de la placenta. En este momento es fácil su colocación, pero hay una alta tasa de expulsiones.

• Durante la primera semana después del parto: mismas características que en el caso anterior.

• Entre la primera y sexta semana después del parto (puerperio): la tasa de expulsiones también es alta y sobre todo el riesgo de perforar el útero. No se debería poner si no se tiene suficiente experiencia.

• El momento ideal parece entre la sexta y octava semana después del parto, donde las complicaciones son las mismas que en cualquier mujer.

• Si el parto es por medio de cesárea, la colocación debe ser a partir de la sexta semana. Se ha propuesto la inserción del DIU durante la cesárea, inmediatamente antes del cierre de la cavidad uterina; es una práctica excepcional, que no aporta ninguna ventaja evidente.

MÉTODOS IRREVERSIBLES EN EL POSPARTO

Esterilización tubárica

¿EN QUÉ CONSISTE?

La esterilización de las trompas de Falopio es el método de control de la fertilidad más eficaz, pero es irreversible.

Dentro de los distintos procedimientos, la ligadura de las trompas posparto es una técnica cada vez más utilizada. Hay que tener en cuenta que los cambios normales que ocurren después del parto dificultan la esterilización, aumentando la probabilidad de complicaciones. Existe un aumento del tamaño del útero que dificulta la colocación de clips o anillos en las trompas, además hay un aumento del volumen que contienen lo vasos de la pelvis que implica un mayor riesgo de hemorragia e infección.

¿CUÁNDO SE DEBE REALIZAR?

La esterilización posparto se debe realizar preferentemente en las 36 horas después de finalizada la gestación, principalmente por las siguientes razones:

• Pasado este tiempo aumentan las complicaciones, sobre todo de tipo infeccioso.

• Aumentan las dificultades técnicas.

• Se prolonga mínimamente la estancia hospitalaria de la mujer, con el consiguiente ahorro económico.

¿DE QUÉ TÉCNICAS SE DISPONE?

La esterilización femenina se puede realizar por vía laparoscópica, por medio de una mínima apertura de la pared abdominal, o por vía vaginal.

¿CUÁL VÍA ES LA MÁS ADECUADA?

La vía vaginal no está indicada en el posparto, ya que el tamaño del útero dificulta el acceso a las trompas.

La vía laparoscópica es la ideal para la esterilización después de un parto por vía vaginal.

¿CUÁLES SON LAS CONTRAINDICACIONES DE ESTA TÉCNICA?

Las contraindicaciones para esta técnica son las mismas que fuera de este periodo. El abordaje suele ser alrededor del ombligo, pero extremando las precauciones al introducir la aguja, ya que existe la posibilidad de lesionar el útero, que en este periodo tiene una localización más alta.

¿EN QUÉ CONSISTE LA MINILAPAROTOMÍA?

Consiste en abrir la cavidad abdominal con una mínima incisión. Las técnicas de esterilización se basan en su mayoría en ligar las trompas con un tipo de hilo que no se reabsorbe y una posterior sección de la trompa.

ANTICONCEPCIÓN MASCULINA

Hasta el momento, la responsabilidad de la anticoncepción sigue recayendo en mayor medida sobre la mujer, aunque esta situación va cambiando y la medicina está aportando una serie de conocimientos y técnicas para facilitarlo.

¿De qué sistemas se dispone?

Aparte de los sistemas ya bien conocidos que puede utilizar el hombre, como son el preservativo, la marcha atrás y la vasectomía, existen múltiples métodos en estudio.

Si hace cuarenta años la llegada de la píldora femenina revolucionó el comportamiento sexual de las mujeres, el siglo XXI abre un desafío para los hombres. El desarrollo de una píldora anticonceptiva masculina supondrá la participación activa de ellos en el control de la natalidad. En los últimos años nuevas investigaciones se enfocan al desarrollo de la píldora anticonceptiva masculina, como respuesta a los cambios sociales que exigen a los hombres el compartir también la responsabilidad del control de la natalidad, considerado tradicionalmente propio de mujeres.

¿Qué características de los métodos anticonceptivos se deben buscar?

Lo ideal es que presenten las siguientes características:
- Alto índice de seguridad.
- Esterilidad rápida y reversible.
- Que no altere la libido.
- Que no disminuya la potencia sexual.
- Que no tenga efectos secundarios importantes.

¿Qué se busca con la píldora masculina?

La tarea no es simple, ya que se pretende bloquear la producción y flujo de cerca de 200 millones de espermatozoides diarios. Esto en principio es más difícil que detener el desarrollo de un óvulo al mes.

¿Con qué sustancias se está investigando?

Actualmente, dos laboratorios farmacéuticos han unido sus esfuerzos para conseguir que la píldora masculina sea una realidad en poco tiempo. Los dos trabajaban hasta la fecha en dos proyectos distintos de preparación hormonal contraceptiva cuyos resultados de momento no son totalmente satisfactorios.

Las sustancias son las siguientes:

• Undecanoate:

Es una hormona de testosterona administrada como inyección. Reduce la producción de espermatozoides y, al mismo tiempo, aporta al hombre una concentración suficiente de testosterona en la sangre para que no se alteren sus otras funciones sexuales. El problema es que no funciona más que entre el 60 y el 90 % de los hombres. Si se aumenta la concentración para alcanzar mejores resultados, aparecen efectos secundarios no deseables.

• Gestante:

Se trata de un dispositivo de forma alargada, que se coloca en el músculo. Su acción se basa en detener la producción de espermatozoides, pero reduce también fuertemente la de testosterona, encargada de la libido, la potencia y otras características sexuales secundarias en el hombre. Si el hombre desea volver a su condición de fertilidad no tiene más que retirar el implante y esperar alrededor de tres meses antes de que la producción de células reproductivas alcance un nivel normal.

¿Qué podemos esperar de ellas?

Estas dificultades derivadas de ambos productos se pueden paliar con la combinación de ambos métodos. Este producto combinado, según los laboratorios, estará disponible para su comercialización en unos 5 años.

¿Qué resultados han dado los últimos estudios?

Según los resultados de un estudio publicado en la revista «Contraception», esta combinación experimental de hormonas parece muy prometedora. La combinación incluye una nueva formulación de la testosterona diseñada para tener efectos mantenidos en el tiempo, e implantes de etonogestrel, una forma de progesterona utilizada para bloquear la producción de espermatozoides.

Aplicada en 20 hombres de nacionalidad china, se comprobó que disminuyó la producción de espermatozoides. Al cabo de 12 semanas, el 80% de los varones presentaban la completa ausencia de espermatozoides en el semen. Sin embargo, la investigación tuvo que detenerse al observarse en algunos participantes algunos efectos secundarios: incremento de las enzimas hepáticas, aumento de peso, de la presión arterial, de la hemoglobina y del colesterol.

Pese a estos efectos, esta combinación es considerada como un punto de partida muy prometedor para conseguir el ansiado anticonceptivo masculino.

GOSSYPOL

¿Qué es?

Es un sistema de anticoncepción masculina. Se trata de un compuesto, derivado de la raíz del algodón, que dificulta la formación de los espermatozoides.

¿Cuál es su origen?

Esta sustancia se descubrió casualmente en China, al observarse unos índices de natalidad inferiores en las zonas de cultivo de algodón, donde se consumía el aceite de semillas de algodón sin cocer.

En 1975 se aisló el producto y se iniciaron las investigaciones. En 1978 fue estudiado de forma masiva en China. El tratamiento fue eficaz en un 99% de los casos.

¿Cuál es el mecanismo de acción?

Su mecanismo de acción no es hormonal, aunque se sabe que inhibe la formación de espermatozoides.

¿Cómo se administra?

Se administra por vía oral en una determinada dosis los primeros meses, que luego se va reduciendo.

¿Qué problemas plantea?

El problema principal es el de la reversibilidad. Se ha visto que si el tratamiento se prolonga, la esterilidad es irreversible hasta en la mitad de los casos.

¿Qué efectos secundarios tiene?

Aparte del problema de la esterilidad que ocasiona, también es tóxico sobre otras células del cuerpo y altera el funcionamiento normal del potasio.

LA ESTERILIDAD:
UN PROBLEMA OBJETO DE CONSULTA

La palabra esterilidad se define como la imposibilidad de concebir un hijo tras mantener relaciones sexuales regulares durante un año. Este problema afecta alrededor del 10-15% de las parejas en edad fértil.

El cambio ocurrido en la estructura social en las últimas décadas ha provocado un aumento en las consultas dedicadas al problema de la esterilidad, pues cada vez más mujeres intentan su primera gestación a partir de los treinta y cinco años, por lo que manejan una situación ovárica al límite. En consecuencia, el número de parejas estériles ha aumentado en los últimos años de manera visible.

¿Qué es la fecundidad?

La palabra fecundidad define la capacidad de engendrar un hijo vivo en un ciclo menstrual. La fecundabilidad sería la probabilidad de lograr un embarazo en un ciclo menstrual, probabilidad que en una pareja fértil varía en torno al 25% por cada regla.

Una pareja fértil tiene entre un 20 y un 40% de posibilidades de tener un embarazo si mantiene relaciones sexuales regulares, lo que significa que nueve de cada diez parejas deben quedarse embarazadas en el primer año de relaciones sin métodos anticonceptivos.

¿Significa lo mismo infertilidad y esterilidad?

Una pareja es estéril cuando nunca ha conseguido un embarazo, mientras que las parejas infértiles son aquellas que consiguen un embarazo, pero que no llega nunca a término, es decir, pierden el fruto de la gestación. Se debe distinguir una serie de términos para que no exista confusión cuando se intentan explicar la esterilidad y la infertilidad.

Se habla de esterilidad primaria cuando la pareja tras haber mantenido relaciones sexuales regulares sin protección no consigue embarazo. Esterilidad secundaria sería aquella en la que una pareja que ha conseguido tener un hijo anterior no logra una nueva gestación en los 2-3 años siguientes de coitos sin protección. Mientras, la infertilidad primaria es cuando la pareja consigue un embarazo pero éste no llega nunca a término, es decir, nunca tienen un hijo sano en sus brazos. Por su parte, la esterilidad secundaria la padecería aquella pareja que tras un embarazo y parto normal con anterioridad, consigue embarazo, pero no llega a término con un recién nacido normal y sano.

¿Por qué ha disminuido la fertilidad en los países desarrollados?

El retraso en contraer matrimonio y, consecuentemente, la tardanza de los embarazos, son los cambios mas significativos en la sociedad actual. La razón de este cambio tiene relación con el papel de la mujer en el mundo moderno, ya que la incorporación al trabajo y sus aspiraciones laborales se interponen ante los deseos de maternidad.

Por otro lado, la fertilidad ha disminuido por el aumento en el uso de métodos anticonceptivos, lo que ocasiona además que el primer embarazo se presente en edades avanzadas de la mujer. Asimismo, la legalización del aborto ha provocado en los países donde se acogen los tres supuestos legales, y en los que se decide como una técnica más de anticoncepción, que disminuyan las tasas de fertilización en la mujer.

Por último, los problemas laborales y socioeconómicos son causa de una negativa hacia la maternidad y paternidad, evocando frases como la responsabilidad ante la familia.

En el momento actual se está produciendo un efecto totalmente contrapuesto a lo que se presenció tras la Segunda Guerra Mundial, cuando, por ejemplo, la mujer norteamérica llegó a tener como media 3,8 hijos.

Actualmente, seis de cada diez mujeres que viven en Estados Unidos han consultado alguna, vez a lo largo de su vida, por esterilidad.

¿Por qué ha aumentado la preocupación por la esterilidad?

En primer lugar, la cantidad de parejas estériles ha aumentado, como ya se ha comentado, fundamentalmente, por envejecimiento de la pareja. Por otro lado, la publicidad sobre las técnicas de reproducción asistida y el desarrollo de la misma hacen que el número de parejas que consultan esperando una solución a su problema sea cada vez mayor. Es decir, existen más servicios disponibles y los médicos tienen más conocimientos respecto al diagnóstico y el tratamiento de la esterilidad.

Además, el problema de la esterilidad ya no constituye un tema tabú entre la sociedad, la cual la acepta sin reparo alguno.

¿Por qué la edad influye en la fertilidad de la mujer?

El envejecimiento es un motivo, por sí mismo, que afecta a la fertilidad. Una mujer mayor tiene más riesgo de sufrir abortos espontáneos que una mujer joven, pues existen más posibilidades de que el fruto de la concepción esté alterado genéticamente, lo que en la inmensa mayoría de los casos estará abocado a la pérdida temprana del embrión de forma espontánea. El motivo fundamental es que la calidad de las células reproductoras de la mujer desciende y provoca que existan numerosas alteraciones en la información genética que transmite. Una mujer mayor posee menor número de ovocitos, y son de peor calidad que una mujer joven, por lo que tiene menos probabilidades de engendrar un hijo sano.

El riesgo de aborto de forma espontánea aumenta alrededor de un 10% antes de los 30 años, asciende a un 18% entre los 30 y los 39 años, y al 34% a los 40-45 años. Por lo tanto, se puede decir que, una mujer de edad elevada que consigue embarazarse, su mayor problema lo constituye el riesgo de aborto espontáneo. Asimismo, a medida que las mujeres se acercan a la treintena, aumenta la probabilidad de que sufran alguna enfermedad que esté en relación con la fertilidad, como es la endometriosis, la enfermedad pélvica inflamatoria, etc.

Por todos estos motivos, se puede afirmar que alrededor de la tercera parte de las mujeres que postergan el embarazo hasta los 35-40 años tendrán un problema de esterilidad, y si intentan su primer embarazo más allá de los cuarenta años, la mitad acudirá a una consulta de técnicas de reproducción asistida. De todas formas, la edad influye tanto en la esterilidad que las mujeres jóvenes en tratamiento para la esterilidad consiguen un resultado tres veces mejor que las mujeres de más de cuarenta años, que rara vez consiguen un embarazo con éxito.

Por otro lado, el sistema reproductor masculino también sufre una serie de cambios con la edad. Los niveles de testosterona descienden, a la vez que aumentan los de otras hormonas reguladoras, lo que provoca una disminución en la formación de espermatozoides normales. En un anciano, la calidad de los espermatozoides que se encuentran en su semen es menor, aunque nunca desaparece la capacidad de fecundar, si previamente existió. Se cree que cuando el padre tiene una edad superior a los cuarenta años, tiene un riesgo del 20% de transmitir alteraciones genéticas a su futuro hijo cuando nazca.

¿Cuándo tiene que consultar al especialista una pareja que no logra tener un embarazo?

Una pareja debe acudir al especialista cuando ha mantenido relaciones sexuales regulares sin protección durante un año sin conseguir gestación. En este momento, se puede pensar que existe alguna causa que esté dificultando el embarazo.

A menudo, en la consulta la pareja pregunta sobre la frecuencia más adecuada en las relaciones sexuales para conseguir con éxito un embarazo; no existe ningún patrón idóneo a seguir, está en función de la pareja. En principio, aunque existen unas fechas dentro del ciclo femenino más fértiles, las relaciones en ese primer año no deben ir encaminadas a esos días, la espontaneidad y la naturalidad son imprescindibles en estos casos.

¿Qué tiene de especial la consulta de esterilidad?

En la mayoría de los hospitales, los servicios de Ginecología y Obstetricia dedican una consulta para los pacientes con problemas de esterilidad. El motivo es poder dar una mejor y completa asistencia a este tipo de parejas que tiene como objetivo tener un bebé entre sus brazos.

El campo de la esterilidad ha avanzado sobremanera en las últimas décadas, lo que ha provocado cierta subespecialización entre los ginecólogos, pues deben manejar las diferentes técnicas de reproducción asistida que se ofrecen en la actualidad. Por otro lado, los tratamientos hormonales de este tipo de parejas son complejos y deben ser controlados con la meticulosidad de un buen experto. Además, las parejas que acuden a este tipo de consultas están sanas, lo que sucede es que tienen un problema para concebir un hijo, pero no sufren una enfermedad, lo que provoca que tengan un comportamiento muy especial cuando llegan a la consulta, y sólo el médico que está habituado a estas situaciones sabe cómo confortar a estas parejas.

Desde la consulta de esterilidad se solicitarán todas las exploraciones y pruebas necesarias para averiguar la causa que provoca la esterilidad de esa pareja, y una vez encontradas, poder seleccionar el mejor tratamiento para la pareja, con el único objetivo de poder tener una gestación en el periodo más corto posible, y de la manera menos cruenta para la mujer, que será la que se someta a los procesos más agresivos en esta consulta.

En los siguientes capítulos se van a explicar las posibles causas de esterilidad, las técnicas que se deben emplear en el estudio de la esterilidad, así como las diferentes técnicas de reproducción asistida con las que se cuenta en la actualidad. Asimismo, se describirán problemas ginecológicos en relación con la esterilidad o de interés para la mujer que busca un embarazo.

DIAGNÓSTICO DE UNA PAREJA ESTÉRIL

Una vez que ha transcurrido un año intentando quedarse embarazada, la pareja decide acudir a la consulta de esterilidad con la intención de averiguar cuál es el problema y cómo se puede llegar a solucionar. En esta consulta para llegar a conocer el problema se deben realizar numerosas pruebas, fundamentalmente, a la mujer. Son pruebas que no carecen de riesgo y que, en ocasiones, pasan por ser realizadas en un quirófano. Por este motivo, la pareja debe conocer cuál es el camino habitual que lleva el diagnóstico del problema de esterilidad. Es importante tener siempre presente que la pareja estéril se constituye, normalmente, por un hombre y una mujer sanos, en los que el único problema es que no pueden quedarse en estado, pero en ningún caso se trata de una enfermedad, por lo tanto el riesgo-beneficio debe ser considerado desde este punto de vista.

Por otro lado, el médico dedicado al campo de la esterilidad va a intentar siempre reducir el número de pruebas necesarias para llegar a un diagnóstico correcto.

¿En qué suele consistir la primera visita a la consulta de esterilidad?

La primera consulta a la que acude la pareja estéril es una toma de contacto con el mundo de las reproducción asistida.

En esta consulta, el médico realizará una serie de preguntas tanto al hombre como a la mujer, que varían desde un interrogatorio de las enfermedades padecidas a lo largo de la vida, hasta las preguntas relacionadas con el tipo menstrual, la existencia o no de hijos previos con esa pareja o con otra años antes, si han existido tratamientos previos de esterilidad, etc...

A continuación describimos los apartados que suelen ser preguntados en la primera visita de la consulta de esterilidad.

- Edad.
- Antecedentes personales: enfermedades actuales, en la infancia, intervenciones quirúrgicas, tratamientos que llevan a cabo en ese momento, si se tienen o no alergias.
- Si existen o no hijos previos, con esa misma pareja o con otras.
- Profesión de ambos.

• Antecedentes ginecológicos: ¿Cada cuánto le viene la regla? ¿Sufre reglas muy abundantes normalmente? ¿Cuándo fue su última regla? ¿Presenta sangrados entre una regla y otra? ¿Cuándo fue la primera regla de su vida? ¿Qué métodos anticonceptivos ha utilizado? ¿Presenta reglas dolorosas? ¿Tiene problema de exceso de vello en el cuerpo? ¿Cuándo le fue realizada la última citología cervical? ¿Sufre dolor con las relaciones sexuales? ¿Ha sufrido enfermedades inflamatorias pélvicas? ¿Ha llevado a cabo tratamientos para la esterilidad?

En función de las respuestas las preguntas se enfocarán hacia el problema o hacia lo que resulta anormal.

¿Por qué se hace tanto hincapié en las intervenciones quirúrgicas en la pareja estéril?

Las intervenciones quirúrgicas se deben conocer si se trata de una pareja que tiene problemas con la gestación, puesto que la cirugía abdominal que haya sufrido una mujer puede ser un motivo por si solo para impedir un embarazo. Esto es frecuente cuando, por ejemplo, la mujer sufrió en la infancia una apendicitis con peritonitis, lo que provocó una gran inflamación abdominal, y consecuentemente, pudo generar adherencias en torno a su aparato genital interno.

En cuanto a las intervenciones quirúrgicas en el varón, son importantes las que tuvieran lugar en la infancia, y en relación con los testículos, que habitualmente se encontraban en principio en la cavidad abdominal, y que hubo que descenderlos quirúrgicamente. En determinados casos, el semen de este tipo de varones puede estar alterado.

¿Son realmente tan importantes las enfermedades en la infancia?

Esta pregunta está enfocada, fundamentalmente, a las enfermedades infecciosas que padeció el varón, pues alguna de ellas, como es la parotiditis, puede afectar a los testículos y dejar secuelas para toda la vida. Las paperas pueden producir una inflamación de los testículos y de los conductos que llevan el semen hacia el exterior.

Esta complicación es más frecuente cuando las paperas se presentan en adolescentes o adultos. Sin embargo, aunque alteran los testículos, y disminuyen la fertilidad, no suelen provocar una destrucción total de los espermatozoides.

¿Se debe realizar también una exploración ginecológica a toda mujer que acude a la consulta de reproducción?

En la consulta de esterilidad la paciente debe ser explorada ginecológicamente, si no aporta un examen reciente. La exploración resulta el primer escalón, ya que en ocasiones pueden detectarse problemas desde este reconocimiento. El ginecólogo valorará el aparato genital externo de la mujer, y con una palpación se pueden explorar el útero y, generalmente, los ovarios.

Los resultados de esta exploración pueden ser muy útiles, pues a veces se detectan masas ováricas, o se palpan miomas. Además, si la mujer refiere que la citología del cuello del útero hace años que se la realizó, se debe aprovechar este momento, pues es fácil descartar así una lesión importante a ese nivel.

¿Qué es una citología del cuello del útero?

Es una prueba sencilla y poco molesta que consiste en, a través de un mínimo contacto con el cuello del útero, obtener células del mismo para detectar si existe o no una alteración a dicho nivel.

Esta prueba se realiza cuando la mujer inicia sus primeras relaciones sexuales y después se repetirá periódicamente a lo largo de su vida, con el único objetivo de detectar precozmente lesiones o alteraciones que puedan conducir a un cáncer de cuello del útero.

¿Qué aporta la ecografía ginecológica en el estudio de la esterilidad?

La ecografía es un método de diagnóstico imprescindible para el estudio de la pareja estéril, pues consigue visualizar el aparato genital interno de la mujer de manera fácil e indolora.

La ecografía más utilizada en las consultas de reproducción es la realizada a través de la vagina, pues gracias a esta vía de abordaje, se consigue visualizar de manera más óptima el endometrio. Además, la mujer toma contacto con este tipo de exploración, que en ocasiones es la clave para futuros tratamientos, como es en el caso de las estimulaciones ováricas controladas.

A través de la ecografía se pueden visualizar los ovarios, descartando la existencia de quistes u otras formaciones a ese nivel. Nos informa sobre el contorno del útero, si existen miomas o no, pólipos endometriales o cualquier alteración que justifique nuevas exploraciones o controles. Asimismo, no proporciona información de las trompas, en caso de que éstas se encuentren afectadas.

¿Cuáles son las pruebas imprescindibles que debe realizarse una pareja que acude a la consulta de esterilidad?

Una vez realizado el interrogatorio a la pareja, y tras la exploración gine-cológica de la mujer, se debe explicar paso a paso en qué consisten las prue-bas básicas, que deben someterse para llegar a un diagnóstico. En función de los resultados, se ampliarán el tipo de pruebas y la complejidad de las mis-mas. Además, existe una serie de pruebas que se encuentran muy discutidas entre los médicos de la reproducción, pues todos no les dan la misma impor-tancia, y no creen que deban solicitarse de forma rutinaria. Se consideran pruebas imprescindibles en el estudio inicial de una pareja estéril, una analí-tica hormonal a la mujer, un análisis del semen del varón y una analítica a ambos sobre determinadas enfermedades infecciosas, entre ellas el VIH.

La importancia de la analítica general es la de descartar enfermedades que pudieran desaconsejar un embarazo o que provocaran una infección grave al futuro recién nacido. Se suele solicitar una analítica que muestre si existe ane-mia, problemas con las defensas, alteraciones en la coagulación, y asimismo, se determina la inmunidad frente a infecciones como la rubéola, hepatitis B y C, VIH, toxoplasmosis, y frente a otros tipos de gérmenes. La analítica se com-pleta conociendo el grupo sanguíneo y el Rh de cada miembro de la pareja.

En cuanto a la analítica hormonal que se debe realizar la mujer como primer paso, tiene como finalidad asegurar la correcta ovulación en todos los ciclos menstruales. Por lo general, toda mujer que presenta reglas norma-les durante toda su vida, no sufre ninguna alteración de ovulación, lo que lo demostrará con los resultados de la analítica. Existen otras formas de averi-guar que la mujer ovula todos los ciclos menstruales:

• Tomando la temperatura basal corporal. Este método es sencillo, y sin coste alguno. Consiste en tomarse la temperatura diariamente, y observar un ligero aumento de la misma en el día de la ovulación.

• Realizando una biopsia de endometrio en la segunda mitad del ciclo. Esta técnica es algo dolorosa e incómoda, por lo que en la mayoría de los cen-tros su realización se ha desestimado.

• Determinación de la progesterona en la mitad de la segunda fase del ciclo. El análisis de esta hormona se realiza en torno al día 22 del ciclo mens-trual, y su resultado suele bastar para determinar con seguridad si la mujer ovula o no. Esta analítica es imprescindible en el estudio de la pareja estéril.

Además, por otra parte, la analítica se suele hacer en días señalados del ciclo, puesto que se determinan hormonas que varían en función de la fase del ciclo menstrual de la mujer, y por lo tanto, un nivel alto o bajo de deter-minadas hormonas no tiene valor si no se conoce en qué momento del ciclo se realizó la extracción de sangre. La analítica hormonal puede dar indicios de que la reserva ovárica de la mujer está disminuida.

¿Qué es la reserva ovárica?

Desde que la mujer nace con 350.000-550.000 folículos en sus ovarios, van desapareciendo hasta esos 7000-8000 folículos que existen cuando la mujer llega a los cuarenta años, de los cuales tan sólo 400 han llegado ha desarrollarse hasta la madurez. El conjunto de folículos que quedan disponibles para el estímulo hormonal es la reserva ovárica de la mujer. Esta reserva comienza a escasear cuando la mujer supera los 35 años de edad, pero en ocasiones, y por causas desconocidas, la analítica hormonal nos indica que la mujer tiene menos folículos de lo habitual para su edad. Determinadas mujeres deben ser sometidas a una analítica especial para valorar la reserva ovárica. Estas mujeres son las que tienen una analítica hormonal basal alterada, sin que la edad lo justifique, con estrógeno muy elevado y una FSH también; mujeres que han sufrido a lo largo de su vida una cirugía en los ovarios; mujeres diagnosticadas de endometriosis, y las mujeres mayores de 35 años.

TABLA I
MUJERES A LAS QUE SE DEBE REALIZAR
UN ESTUDIO DE SU RESERVA OVÁRICA

- Mujeres mayores de 35 años.

- Mujeres con antecedentes de cirugía ovárica.

- Mujeres diagnosticadas de endometriosis.

- Alteraciones en la primera analítica del estudio hormonal.

¿Qué otras pruebas diagnósticas existen para la mujer durante el estudio de la esterilidad?

Además de la exploración, la analítica básica y hormonal, la mujer debe someterse a una prueba diagnóstica que se llama histerosalpingografía y la realizan desde el servicio de radiología.

Como pruebas accesorias, la mujer puede ser sometida en caso de necesidad a una histeroscopia, a una laparoscopia, técnicas estas últimas que requieren un quirófano y llevan consigo un cierto grado de posibles complicaciones, aunque a menudo es necesario arriesgar. Existe otra prueba menos desagradable y, en ningún caso peligrosa, que es el denominado test poscoital. Como ya se ha comentado anteriormente, la biopsia de endometrio a veces no se necesita realizar, pero en ocasiones es imprescindible.

En la siguiente tabla se resumen las pruebas básicas y necesarias para el estudio de la pareja que acude a la consulta de reproducción.

PRUEBAS NECESARIAS	PRUEBAS ACCESORIAS
• Exploración ginecológica.	• Analíticas eseciales (reserva ovárica, cariotipo).
• Ecografía.	• Biopsia de endometrio.
• Analítica básica.	• Test poscoital.
• Analítica infecciosa.	• Histeroscopia.
• Analítica hormonal.	• Laparoscopia.
• Histerosalpingografía.	
• Semiograma.	

¿En qué consiste la histerosalpingografía?

La histerosalpingografía es una prueba diagnóstica que realiza normalmente el radiólogo y consiste en visualizar la forma de la cavidad uterina por dentro, y de las trompas de Falopio, a través de un contraste radiopaco. De todas las pruebas imprescindibles en el estudio de la mujer estéril es la más incómoda y dolorosa, aunque como es normal, cada paciente la refiere en función de su umbral del dolor. El contraste dibuja el interior del útero y de las trompas de Falopio, las cuales se observan a través de una serie de radiografías realizadas desde diferentes puntos de vista.

¿En qué momento del ciclo se realiza la histerosalpingografía?

La histerosalpingografía se debe realizar cuando se ha terminado con la regla, al cabo de dos o tres días de la misma, por lo que nos aseguramos de que no existe embarazo en ese momento. No se debe realizar este prueba después del día diez del ciclo menstrual.

¿En todas las mujeres se puede realizar este tipo de prueba diagnóstica?

Aunque se trata de una prueba que aporta una información muy valiosa, no se puede solicitar en todas las pacientes. Es el caso de las que sufren enfermedad inflamatoria pélvica, por el riesgo de provocar una infección generalizada en la cavidad abdominal, debido a la presión que presenta el contraste en su intento de salida hacia las trompas de Falopio. En pacientes que presentan una alteración del flujo menstrual, no explicada ni estudiada previamente, se debe posponer esta prueba hasta que se llegue a un diagnóstico. Las que en los días previos se hayan sometido a algún tipo de prueba digestiva en la que se haya empleado contraste, deberán dejar pasar un iempo hasta que lo eliminen, para que no se creen imágenes adosadas.

¿Qué complicaciones pueden aparecer debido a la realización de una histerosalpingografía?

La principal que puede ocasionar es la infección del tracto genital y del abdomen, lo que puede ocasionar terribles consecuencias para la salud, que incluso puede requerir ser ingresada en el hospital para tratamiento exhaustivo, y observación. Otra complicación derivada de la propia técnica es la perforación uterina con la cánula que se emplea para introducir el contraste en la cavidad uterina, pues, en ocasiones, el cuello del útero muestra mucha resistencia.

¿Qué es una histeroscopia?

Puede ser una técnica diagnóstica o terapéutica, en función de lo que se precise realizar sobre la cavidad uterina. Para una histeroscopia se necesita un histeroscopio, aparato diseñado para visualizar la cavidad uterina gracias a una cámara. En un histeroscopio destinado a realizar tratamientos (resecciones de pólipos, de tabiques, miomas...), se acompaña de material específico.

¿Es posible realizar una histeroscopia en la consulta?

En los últimos tiempos, debido al desarrollo de la técnica, se pueden realizar histeroscopias diagnósticas en la propia consulta, sin necesidad de pasar por un quirófano. En estos casos, la mujer puede necesitar anestesia local, pero en otras ocasiones, esto no es necesario. En el caso de la histeroscopia diagnóstica, la misión fundamental es visualizar el interior de la cavidad uterina en su totalidad para descartar o diagnosticar lesiones que se vieron en la ecografía o que se puedan sospechar en función de la clínica que presente la paciente. Esto sucede en los pólipos endometriales, que provocan a menudo sangrados entre reglas, y otras veces, se confunden con miomas submucosos en la ecografía. Además, otra ventaja que presenta la histeroscopia diagnóstica es que pueden tomarse muestras de la mucosa endometrial o de las lesiones que se observen.

¿Qué es una histeroscopia terapéutica?

Aunque cada vez más frecuentemente se solucionan problemas con los histeroscopios diagnósticos en la propia consulta, existen determinadas circunstancias que deben ser resueltas en quirófano, y con un histeroscopio mayor. Éste es el caso de los miomas, pólipos, tabiques uterinos, etc..., que precisan un material de mayor diámetro para poder maniobrar dentro de la cavidad uterina. Por otro lado, el tiempo para realizar alguna maniobra terapéutica suele ser mayor que cuando sólo se trata de inspeccionar la cavidad uterina. El tipo de anestesia que suele emplearse es la locoregional, es decir, a través de un «pinchazo en la espalda» se consigue anestesiar desde la cintura hacia abajo, sin notar el más mínimo dolor.

¿Qué complicaciones tiene la realización de una histeroscopia quirúrgica?

Independientemente de los riesgos anestésicos, la histeroscopia puede provocar infecciones en el tracto genital y en el abdomen. Otra complicación de esta técnica es la posible perforación uterina, la cual se produce a través de la dilatación cervical o bien, como consecuencia del tratamiento aplicado sobre la cavidad uterina.

¿Qué es una laparoscopia?

Es una de las pruebas más utilizadas, dentro de las no imprescindibles, del estudio de la mujer estéril, y una de las más agresivas, puesto que se realiza en quirófano y bajo anestesia general.

Gracias a la laparoscopia se consigue visualizar directamente todo el aparato genital interno a través de pequeñas incisiones sobre el abdomen.

La laparoscopia emplea una cámara y una fuente de luz, que se introducen por un orificio de unos dos centímetros al lado del ombligo, y después, si es preciso actuar sobre la cavidad abdominal, se realizan una serie de pequeños orificios por los que se introduce todo el material necesario para la intervención.

Para poder separar la pared muscular del abdomen de las vísceras, se introduce un gas en la cavidad abdominal, que levanta la pared, y permite maniobrar dentro del abdomen.

¿Para qué se emplea la laparoscopia?

La laparoscopia, al igual que la histeroscopia, puede realizarse con fines diagnósticos o para tratamiento. En las ocasiones en que los estudios básicos no han demostrado ninguna anomalía en la mujer, pero no se puede descartar que exista algo que impida la fertilidad, se recomienda la realización de una laparoscopia como paso previo a un tratamiento de fertilidad. En el caso de que se hayan observado problemas en el estudio previo, se realizará una laparoscopia para eliminarlos, como pueden ser los quistes o masas ováricas, para la destrucción de lesiones endometriósicas, o liberar adherencias. En determinados hospitales, se extirpan miomas subserosos a través de esta vía de abordaje quirúrgico.

¿Qué complicaciones pueden observarse en la laparoscopia?

Dejando de lado las complicaciones anestésicas, son varios los incidentes que se pueden producir con laparoscopia. El gas utilizado para separar la pared abdominal de las vísceras se puede introducir en el tejido graso que existe bajo la piel y provocar una crepitación de dicho tejido, produciendo una sensación de hinchazón de la piel que puede durar varios días. Por otro lado, al igual que en cirugía abierta, se pueden dañar las vísceras cercanas al aparato genital interno, sobre todo las asas intestinales. Hemorragias e infecciones son complicaciones esperables en cirugía mayor. Un hecho característico de este tipo de cirugía es la sensación, los días posteriores a la intervención, de molestias en uno de los hombros; esto se produce por irritación del nervio que controla el diafragma y es provocado por el gas que se emplea para la laparoscopia. La molestia es referida por las pacientes como «flato» y desaparece al cabo de los pocos días.

¿Qué es el test poscoital?

Este test se emplea cuando se quiere conocer la compatibilidad del moco localizado en el cuello del útero, y semen, observando el comportamiento de los espermatozoides en el moco cervical tras una relación sexual en la época fértil de la mujer. Este tipo de test se suele realizar en caso de parejas jóvenes, y con poco tiempo de esterilidad. Se debe realizar tras la comprobación de la existencia de ovulación, tras la determinación del pico de la LH en la orina, momento en el cual se mantienen relaciones sexuales, y ente 4 y 8 horas después se analiza el moco cervical de la mujer. La muestra es muy sencilla de recoger, sin ser dolorosa para la mujer, y el análisis se realiza con el microscopio, y se observa si existen o no espermatozoides móviles.

¿Qué tipo de pruebas debe realizarse el varón dentro del estudio de la pareja estéril?

En el caso del varón, tras la realización de la analítica general y de la específica para las enfermedades infecciosas, se le solicitará tan sólo la realización de un espermiograma o, también llamado, seminograma. Con esta analítica se consiguen averiguar las características del semen y con ello dar un gran paso en el estudio de la causa de la esterilidad de la pareja.

¿En qué consiste la realización de un seminograma?

El seminograma es un análisis del eyaculado obtenido por masturbación. En él se determina una serie de características, muchas de las cuales son imprescindibles para poder llegar a fecundar un ovocito sano. El estudio del semen lleva consigo un análisis macroscópico y otro microscópico; los resultados de los dos son igualmente importantes.

Las características que se estudian sobre el semen son las siguientes:
- Olor.
- Apariencia.
- Volumen.
- Grado de viscosidad.
- pH (lo normal es que un semen sea básico).
- Número total de espermatozoides.
- Tipo de movilidad.
- Vitalidad de los espermatozoides.
- Forma de los espermatozoides.
- Existencia de células entre los espermatozoides.

¿Cuál es el volumen normal de semen en un varón?

El volumen normal del semen considerado como normal es de 2 ml.

¿Cuál es el número normal de espermatozoides por eyaculado?

El considerado normal en una muestra por masturbación es de 40.000.000; es importante decir que cuando se trata de un análisis para el estudio de una pareja estéril, se utiliza el recuento total de espermatozoides móviles. El recuento de espermatozoides concentrado es de 20.000.000/ml de eyaculado.

¿Cómo se recoge la muestra de semen para su análisis?

El análisis del semen precisa de una serie de medidas en relación a la recogida y transporte de la muestra, pues de no cumplir alguna de ellas, el resultado puede verse muy afectado.

A todos los pacientes que se les solicite un seminograma deberán conocer los siguientes aspectos:

● Abstinencia sexual (no menos de 3 días, pero no más de una semana).

● Es necesario que la muestra se obtenga por masturbación, y depositado directamente en un envase de plástico estéril.

● En ningún caso se puede depositar el semen en un preservativo normal, puesto que poseen sustancias espermicidas y lubricantes que deterioran los resultados del análisis.

● Es preciso que el tiempo transcurrido entre la recogida de la muestra y su entrega no exceda de los 30-45 minutos, tras los cuales se alteran los resultados. En el caso de que no se pueda garantizar la entrega de muestra en ese espacio de tiempo, la recogida se deberá realizar en el centro donde se analice.

● La temperatura que debe mantener el envase con la muestra debe ser cercana a los 37ºC para que no empeoren los resultados.

● El frasco en el que se recoge la muestra debe ser de plástico y estéril, además debe llevar escrito el nombre del varón, la hora de la recogida y el tiempo de abstinencia sexual que ha transcurrido para la realización del seminograma.

¿Cuántos análisis de semen se precisan en el estudio del varón de una pareja estéril?

La mayoría de los centros que se dedican a la reproducción solicitan al menos dos espermiogramas para establecer un diagnóstico correcto. El motivo fundamental es que el resultado del análisis del semen es muy variable, en función de determinados aspectos físicos y psicológicos del varón.

¿Se puede conocer si un varón es fértil en base al resultado del seminograma?

Mediante el análisis del semen del varón se puede conocer si el origen de la esterilidad de la pareja es de causa masculina. Sin embargo, aunque el seminograma sea normal, no se puede asegurar que el varón sea fértil.

SABÍA USTED QUE...

- Aunque lo conocido es que las paperas afectan a los varones, pueden alterar también el aparato genital de la mujer. Esta afectación es sólo transitoria y no deja ningún tipo de secuelas; por otro lado, la adolescente que sufre paperas puede presentar dolor en la región baja del abdomen como consecuencia de una inflamación de los ovarios.

- En la mitología grecorromana se habla ya de la extracción de un feto mediante cesárea. Se trata del dios Dionisos, que nació prematuro y se utilizó el muslo de Zeus como incubadora hasta que completó los nueve meses de gestación.

POSIBLES CAUSAS
DE LA ESTERILIDAD

Cuando una pareja acude a una consulta de reproducción tras intentar tener hijos sin conseguirlo, no debe buscar quién es el culpable. En el campo de la esterilidad no sirve de nada echar las culpas al otro, pues lo que importa es diagnosticar el problema e intentar solucionarlo para conseguir el objetivo: tener un hijo sano.

¿Qué miembro de la pareja tiene con más frecuencia problemas en relación con la infertilidad?

Si se analizan las causas de la esterilidad se puede observar que en el 40% de los casos es de origen femenino, en otro 40% el problema se encuentra en el varón, y en el 20% restante, la causa depende de los dos miembros de la pareja.

¿Cuáles son las posibles causas por las que la mujer no puede tener hijos?

Las causas de esterilidad femenina se pueden deber a cada uno de los órganos que conforman el aparato genital de la mujer, a enfermedades graves e importantes, y como era también de esperar, a causas psicológicas.

● Causas ováricas: se piensa que las causas ováricas son las responsables de esterilidad entre un 15-40% de los casos femeninos, en los que la alteración en el proceso de ovulación es el principal problema. Según algunos autores, el 40% de los casos de esterilidad femenina es originado por la anovulación (falta de ovulación durante el ciclo menstrual); otro 40% resulta de la alteración a nivel de las trompas de Falopio, y menos del 10% se debe a problemas anatómicos o de enfermedades sistémicas.

CAUSAS OVÁRICAS

● Alteraciones anatómicas (ausencia de ovarios).
● Alteraciones hormonales.
● Endometriosis.
● Quistes y tumoraciones.

En cuanto a las alteraciones anatómicas, son poco frecuentes y se deben a la ausencia de ovarios ya en la niña recién nacida, debido a malformaciones graves y complejas que se harán patentes en los primeros años de la pubertad. No obstante, el motivo más frecuente que explica la falta de ovarios en una mujer suele estar en las en las enfermedades malignas que afectan a estos órganos. Aunque parezca extraño, existen tumores ováricos malignos que afectan a mujeres jóvenes, antes de que éstas se hayan planteado la posibilidad de ser madres; para el tratamiento de estas mujeres se debe realizar una cirugía que extirpe los ovarios. Como anteriormente se ha comentado, la anovulación es una de las causas que con mayor frecuencia afectan a la fertilidad de una mujer. Las manifestaciones de este problema suelen ser reglas muy distanciadas en el tiempo, es decir, muy irregulares. Existen alteraciones hormonales que determinan un agotamiento precoz de los folículos que contienen los ovarios de la mujer, y provocan lo que los médicos llaman «menopausia precoz». En estos casos, la mujer pierde de forma prematura su capacidad de menstruar. En el capítulo dedicado a la endometriosis se explica detalladamente cómo afecta dicha enfermedad a la fertilidad, y cómo son los ovarios una de las localizaciones predilectas de esta patología. La endometriosis en los ovarios se visualiza por ecografía en forma de quistes de mayor o menor tamaño.

• Causas tubáricas (trompas de Falopio): las alteraciones a nivel de las trompas de Falopio son las responsables de casi una tercera parte de todas las causas de esterilidad. Las trompas son estructuras delicadas que pueden verse fácilmente alteradas si la mujer ha sufrido un proceso infeccioso o inflamatorio importante. La misión de las trompas es proporcionar el lugar para el encuentro del espermatozoide con el ovocito, dando lugar a la fecundación. La alteración de las trompas para que originen infertilidad no es necesario que sea muy importante, basta una mínima obstrucción o un cúmulo de sustancias en su interior para que la fecundación no se produzca correctamente.

En la trompa se producen una serie de procesos que son imprescindibles para la fecundación, pues preparan al ovocito y a los espermatozoides para que se puedan unir de forma eficaz y posteriormente viajen hacia el útero, donde se realiza la implantación de las primeras células embrionarias.

CAUSAS TUBÁRICAS

- Obstrucción parcial/total por adherencias.
- Depósitos de material purulento o tóxico, posinflamación pélvica.
- Lesiones internas en las trompas.

● Causas uterinas: los problemas localizados en este órgano son los responsables del 10% de todas las causas de esterilidad. Las causas cuyo origen tienen lugar en el útero pueden deberse a malformaciones congénitas, es decir, desde antes del nacimiento de la mujer; por la existencia de miomas que alteran la cavidad uterina; lesiones causadas por intervenciones uterinas previas. Este último caso suele observarse cuando la mujer ha sido sometida a un legrado uterino, resección de miomas, tabiques uterinos etc..., que provocan adherencias entre ambas paredes del útero, lo que traduce una imposibilidad para que el fruto de fecundación anide en él.

CAUSAS UTERINAS

● Malformaciones congénitas.
● Lesiones intrauterinas (miomas, pólipos...).
● Secuelas tras intervenciones quirúrgicas uterinas.

● Causas cervicales: es muy variable el porcentaje que se otorga a esta región del útero como causante de esterilidad, pues algunos ginecólogos creen que no excede del 5% de los casos, mientras que otros la incluyen como causa en cerca de un tercio de todos los casos de esterilidad.

Nuevamente las malformaciones congénitas que se pueden producir en el cuello del útero son causantes claras de esterilidad, aunque también existen alteraciones del moco cervical, es decir, el moco que se produce a lo largo del ciclo menstrual por las modificaciones hormonales. En ocasiones existen lesiones en el cuello del útero que dificultan la fertilidad.

CAUSAS DEL CUELLO UTERINO

● Malformaciones congénitas.
● Lesiones, miomas, pólipos, traumatismos, tumoraciones...
● Alteraciones en el moco cervical.

● Causas por enfermedades sistémicas: cualquier enfermedad grave que padezca algún miembro de la pareja puede ser causa para impedir la fertilidad normal. Asimismo, cualquier abuso de sustancias tóxicas para el organismo, alcohol, tabaco, drogas ilegales, puede alterar la capacidad de reproducirse.

En relación con la alimentación, las situaciones extremas, la obesidad y la delgadez por anorexia nerviosa son causas más que justificadas para que la pareja no pueda tener un bebé. Una persona desnutrida y con estados carenciales de vitaminas y minerales tendrá dificultades para concebir un hijo, puesto que el organismo genera un sistema de alerta para no «malgastar» la poca energía en crear un nuevo ser.

● Causas psicológicas: este aspecto es difícil de analizar, puesto que es complicado que se aborde con naturalidad y sinceridad al inicio del estudio de la pareja, y por otro lado, se trata de un tema muy subjetivo. No obstante, se estima que está presente entre el 0,2 % y el 25% de todos los casos de esterilidad. Determinadas situaciones de estrés pueden provocar alteraciones en la sexualidad, así como traumas o vivencias negativas por parte de uno de los miembros de la pareja, lo que impide que desde un punto de partida, sea imposible depositar el semen en la vagina de la mujer.

¿Cuáles son las causas de infertilidad de origen masculino?

Cuando se detecta una alteración grave en el semen, se debe enviar al varón a la consulta del urólogo para que le evalúe y le realice las pruebas que estime necesarias. A grandes rasgos, se puede decir que las causas de infertilidad masculina son las siguientes:

● Causas anatómicas: al igual que sucedía en la mujer, pueden existir alteraciones en al anatomía del aparato genital del varón que impidan la reproducción. Entre este tipo de causas hay que destacar las malformaciones congénitas y la ausencia de los conductos que transportan el semen desde los testículos hasta el pene. Las alteraciones también pueden producirse como secuela de infecciones (paperas), localización de los testículos dentro de la cavidad abdominal (criptorquidia), o formando parte de síndromes genéticos complicados que se asocian a la infertilidad masculina.

Estas anomalías pueden provocar alteraciones en la producción del semen y problemas en la eyaculación y la erección.

Determinadas enfermedades sistémicas, de tipo neurológico, provocan una alteración de la dirección de la eyección, produciendo que el semen se dirija hacia la vejiga y no se deposite en la vagina.

Asimismo, en las enfermedades malignas que se han diagnosticado antes de que el varón quisiera tener descendencia, se han podido emplear tratamientos muy agresivos para eliminar el tumor, pero también se destruyen las células encargadas de la reproducción masculina. Por este motivo, ante un diagnóstico de una enfermedad maligna, se debe ofrecer la congelación de semen para una futura gestación.

● Causas endocrinas: la diabetes es una enfermedad en la que se encuentra alterado el metabolismo de los azúcares, y que entre las complicaciones que pueden aparecer, se encuentra la infertilidad, por alteraciones vasculares y neurológicas. Cuando se observa un seminograma anómalo, el varón debe realizarse analíticas hormonales especiales, cuya alteración puede justificar un problema de infertilidad. Es difícil tratar estas alteraciones hormonales, puesto que los resultados con la administración de hormonas no son tan favorables como se esperaba.

● Varicocele: el varicocele es una tortuosidad anormal, acompañada de una dilatación excesiva de la venas del cordón espermático. Es una alteración que se presenta en más de un tercio de los varones con problemas de esterilidad, y que se localiza, normalmente, en lado izquierdo.

El motivo por el cual se afecta la fertilidad del varón que padece un varicocele es, probablemente, el aumento de riego sanguíneo a nivel testicular, provoca un aumento de temperatura.

Se puede tratar el varicocele con la ligadura de la vena espermática, con lo que se consigue cerca de un 35% de embarazos en las parejas cuyo único problema fuera el factor masculino. Los beneficios de la intervención de los varicoceles son mayores cuanto mayor sea el varicocele.

CAUSAS MASCULINAS

● Alteraciones en la anatomía del aparato genital.
● Problemas endocrinos.
● Varicocele.
● Alteraciones genéticas.

¿Es posible que después de realizar todo tipo de estudios tanto a la mujer como al hombre no se descubra la causa de la esterilidad?

Aunque parezca difícil de creer, en el 20% de los casos de esterilidad no se consigue averiguar cuál es la causa que justifica el no poder tener hijos.

SABÍA USTED QUE...

- La marihuana altera la producción de las hormonas necesarias para la reproducción. Se ha demostrado que la marihuana reduce la acción de la hormona llamada GnRh que se libera en el sistema nervioso central y que puede eliminar la función reproductora, tanto en hombres como en mujeres.

- Existe una técnica capaz de visualizar directamente el interior de las trompas de Falopio. Está basada en los mismos principios que la histeroscopia y laparoscopia, pero donde el tamaño de la cámara es tan reducido que permite entrar en el pequeño conducto de la trompa. Esta técnica se denomina faloposcopia.

- La cocaína reduce la capacidad de producir espermatozoides. Otras sustancias, como la cafeína, aunque no está demostrado, reducen la fertilidad en la especie humana y se ha confirmado que las parejas que consumen cantidades importantes de cafeína tardan más en conseguir un embarazo.

- No hay duda sobre el efecto deletéreo del tabaco en relación a la reproducción. Tanto las mujeres como los hombres fumadores poseen menos fecundidad y además se relaciona con un hábito tabáquico precoz.

- La mujer puede producir anticuerpos frente al semen de su pareja. Esto es debido a que todas las células del organismo se advierten como extrañas cuando entran en contacto con la otra persona. Esto incluye el hecho de que el semen no sea reconocido por parte de la mujer y desencadene mecanismos de defensa para eliminarlo. En estos casos, los espermatozoides mueren antes de alcanzar el ovocito debido al ataque de los anticuerpos de la mujer.

- El aumento de la hormona denominada prolactina puede llevar al varón a sufrir problemas de impotencia. Esta hormona es la encargada en la mujeres, entre otras funciones, de regular la lactancia natural después del parto.

- Entre el 10-15% de los varones de la población normal presentan un varicocele a la exploración de los testículos.

INFERTILIDAD MASCULINA

Hasta hace unas décadas se pensaba que la infertilidad era un problema esencialmente femenino. Esta idea fue abandonada cuando se observó que en el 40-50% de los casos era, en su totalidad o en parte, causada por el varón.

¿Qué zonas se distinguen en los testículos?

En los testículos podemos distinguir dos zonas claramente diferenciadas:
● Los túbulos seminíferos.
● Las células de Leydig.

¿Cuál es la función de las células de Leydig?

Las células de Leydig son las encargadas de la producción de testosterona, gracias a la acción de las gonadotropinas (FSH). La testosterona, junto con la FSH, actúa sobre los túbulos seminíferos para estimular el proceso de formación de espermatozoides (espermatogénesis).

¿Cuántos días son necesarios para la formación de espermatozoides?

Los testículos están compuestos en su mayor parte por túbulos seminíferos enrollados. Se calcula que si pudiésemos desenrollar los túbulos seminíferos de un testículo medirían hasta 70 cm. Para producir espermatozoides se requiere aproximadamente 74 días, cincuenta de los cuales transcurren en el túbulo. Tras abandonar el testículo, los espermatozoides necesitan entre 12 y 21 días alcanzar el epidídimo, un conducto que tiene una longitud de 5-6 cm, y aparecer en la eyaculación.

¿Cuáles son los componentes del semen?

El semen está formado por el líquido prostático y los contenidos del vaso deferente distal y las secreciones de la vesícula seminal. La Organización Mundial de la Salud ha estimado una serie de valores normales del semen (Tabla I).

TABLA I

- Volumen: 2,0 ml o más.
- Concentración de espermatozoides: 20 millones/ml o más.
- Morfología: al menos el 30% ha de ser normal.
- Movilidad: al menos el 50% debe tener la capacidad de avanzar.

¿Qué es la infertilidad masculina?

La definición de infertilidad masculina se basa en relaciones a los valores normales del semen. Por ejemplo, recuentos inferiores a 5 millones/ml y con movilidad reducida (menos del 20%) son indicios de un compromiso de la fertilidad.

¿Cuándo se considera que un varón es infértil?

Debido a que existe una amplia variabilidad es preciso analizar por lo menos dos muestras, preferiblemente tres, antes de considerar que un individuo es infértil (azoospermia). Tras una lesión, un testículo puede tardar en recuperarse hasta dos meses y medio, por lo que es preciso posponer el estudio, al menos en ese tiempo, antes de comenzar a realizar más pruebas.

¿Y si el análisis del semen es normal?

Si el análisis es normal se deben buscar otros factores (Tabla II).

TABLA II
FACTORES IMPLICADOS EN LA INFERTILIDAD MASCULINA

- Antecedentes de lesión testicular.
- Cirugía testicular previa.
- Parotiditis previa.
- Exposición al calor excesivo.
- Reacciones alérgicas severas.
- Exposición a radiación o a toxinas ambientales o industriales.
- Abuso de marihuana.
- Abuso de alcohol.
- Ciertos fármacos:
  - Espironolactona.
  - Sulfasalazina.
  - Eritromicina.
  - Tetraciclinas.

¿Cómo afectan los cambios de temperatura escrotal en la fertilidad masculina?

Un pequeño aumento de la temperatura escrotal puede afectar adversamente a la espermatogénesis y una enfermedad febril puede producir cambios llamativos en el recuento de los espermatozoides y en su movilidad.

El efecto de la enfermedad se puede observar en el recuento de espermatozoides y en la enfermedad hasta dos o tres meses después.

¿Cómo afecta el consumo de alcohol a la fertilidad masculina?

El abuso de marihuana y alcohol puede disminuir el recuento de espermatozoides y los niveles de testosterona. Sin embargo, no existen evidencias que indiquen que el consumo de moderado de alcohol produzca infertilidad.

¿Afecta el número de relaciones sexuales a la fertilidad?

Se ha observado que en varones con una frecuencia de las relaciones sexuales superior a lo considerada como normal, puede disminuir a niveles de los espermatozoides por debajo de los normal. A la inversa, la abstinencia durante 10-14 días o más puede ser contraproducente, porque el incremento en la cantidad puede ser contrarrestado por la menor movilidad, debida a la proporción más alta de espermatozoides ancianos.

¿Cuál es el momento más idóneo para conseguir un embarazo en un ciclo menstrual?

En la mayoría de las parejas la mayor probabilidad de embarazo se registra con relaciones sexuales en las 36 horas cercanas al momento de la ovulación.

¿Qué causas genéticas pueden producir infertilidad?

El diagnóstico más frecuente es el síndrome de Klinefelter, que se registra en uno de cada 500 varones. Entre otras anomalías genéticas se encuentran la azoospermia y el hipogonadismo.

Se denomina discinesia ciliar primaria a un grupo de trastornos hereditarios autosómicos causados por estructuras ciliares con movilidad anómala o sin movilidad.

Aproximadamente el 1-2% de los varones infértiles tienen ausencia congénita bilateral de vasos deferentes.

¿Qué es el varicocele?

El varicocele es una tortuosidad anormal y una dilatación de las venas del cordón espermático.

Se estima que aproximadamente el 20-40% de los varones infértiles tienen varicocele, por lo general, en el lado izquierdo. Sin duda, los varicoceles afectan a los testículos porque incrementan la temperatura, un efecto mediado por el incremento del flujo sanguíneo arterial.

LA ENDOMETRIOSIS

A pesar de lo común de esta enfermedad, es uno de los aspectos más enigmáticos de la ginecología. Esta dolencia se presenta bajo numerosos signos y síntomas, provocando desde una invalidez importante para la vida normal de la mujer hasta un problema insalvable para reproducirse.

¿Qué es la endometriosis?

La endometriosis se define como la presencia de tejido propio de la mucosa del útero fuera de éste. La mucosa del útero se denomina endometrio, de ahí la palabra endometriosis. La ubicación de los focos de endometriosis se centra en la pelvis, y en función de los mismos, la paciente sufrirá diferentes dolencias. El tejido endometriósico que se encuentra fuera de la mucosa uterina, se puede presentar en forma de quistes o también como un punteado difuminado o formando placas de diferente tamaño.

¿Qué mujeres son las que suelen padecer endometriosis?

La endometriosis es una enfermedad característica del período reproductivo de la mujer, se suele diagnosticar cuando la mujer tiene entre 25 y 29 años. Esta enfermedad es muy rara antes de que la mujer presente la primera regla, es decir, la menarquia. En el caso de que la mujer sea menopáusica tan sólo tiene entre un 2 y un 4% de sufrir esta enfermedad.

¿Con qué frecuencia se observa esta enfermedad?

Es difícil precisar la frecuencia con la que aparece la endometriosis en la población en general, pues existen diferentes resultados en función de los numerosos estudios que se han practicado. Estos estudios presentan frecuencia desde el 1% al 50% de la población femenina en edad reproductiva. No obstante, para otros autores la frecuencia con la que se encuentra en estas mujeres es en torno al 7%. Los resultados de los estudios varían en función de la población que estudiaban, pues no es lo mismo objetivar la endometriosis en una paciente asintomática que en otra que tenga clínica clara de endometriosis y sea sometida a una histerectomía, es decir, la extirpación del útero.

¿Pueden sufrir los hombres esta enfermedad?

Aunque a priori, esta pregunta parece ilógica, pues los hombres no poseen útero, y con ello tampoco mucosa endometrial, se han observado rarísimos casos de endometriosis, en los que habían sido diagnosticados de un cáncer de próstata, tratado con hormonas femeninas a grandes dosis. Sin embargo, aunque exista esta salvedad, los lectores deben quedarse con la idea de que la endometriosis es una enfermedad únicamente de la población femenina.

¿Es la endometriosis una enfermedad hereditaria?

Se han realizado numerosos estudios sobre el carácter genético de la endometriosis, y los más recientes parecen demostrar una probabilidad elevada de que esta enfermedad esté influida por la información genética que cada individuo recibe al nacer. No obstante, la presencia de la endometriosis no obedece exclusivamente a los genes, sino a una serie indefinida de factores añadidos.

¿Dónde se localiza el tejido endometriósico dentro de la pelvis?

Como ya se ha mencionado previamente, la localización más frecuente de la endometriosis es la pelvis, pero dentro de ella destacan lugares por los que parece tener mayor predilección. Los focos pueden ser quistes, nódulos de diferentes colores, azul, rojizos, blanquecinos, pequeñas vesículas con un contenido translúcido... Es muy importante visualizar bien de qué tipo se trata, pues cada uno va a suponer un grado de afectación y dolencia para la mujer.

La distribución de los implantes endometriósicos sobre la pelvis tiene como preferencia los dos ovarios, en los que en general se localiza en forma de quistes. Un lugar frecuente es el ligamento que recubre el útero y se extiende hacia el recto y hacia la vejiga; sobre los ligamentos que sujetan al útero en su porción posterior también se suelen visualizar nódulos o gotitas endometriósicas. La superficie externa del útero es asimismo una localización normal del tejido endometriósico.

Las implantaciones más raras son dentro de las mucosas de otros órganos, como pueden ser la vejiga y el tracto digestivo.

Hay que hacer mención a una localización muy importante, ya no sólo por la frecuencia en la que se encuentra, sino por la clínica tan invalidante que produce a la mujer que la sufre. Este lugar es el que se encuentra entre el tejido que separa el útero y recto, que es un fuerte y firme tabique.

¿Por qué se produce la endometriosis?

Como ya se ha mencionado en este capítulo, ésta es una enfermedad altamente estudiada, pero que aún continúa siendo un misterio que resolver completamente. Existen numerosas teorías que intentan explicar esta importante enfermedad, intentaremos resumirlas de una forma clara y concisa.

La idea fundamental de la formación de la endometriosis es la diseminación, ya sea por vía linfática, vía sanguínea, por implantes en cirugías previas, o por menstruación retrógrada. A principios del siglo pasado, las teorías que se barajaban eran la diseminación linfática y sanguínea.

¿Qué son los ganglios linfáticos?

Los ganglios linfáticos constituyen un sistema de depuración de desechos producidos por el metabolismo de las células, conduciendo estos residuos a lo largo del cuerpo hasta su eliminación. Se encuentran en todo el cuerpo, suelen ir paralelos a las arterias y venas, acompañándolos en la tarea de desinfección del organismo. Existen también numerosos ganglios linfáticos en la pelvis, en los cuales los autores defendían que la endometriosis se producía por las células del endometrio que transportaban de un lugar a otro, para depositarlas a continuación fuera de su lugar habitual. Después de numerosos estudios al respecto, se cree improbable que el origen de la mayoría de las endometriosis sea por esta vía. La segunda teoría también planteada por aquel entonces se basa en que se encontraron células de origen endometrial en el interior de las venas que recogen toda la sangre de la región pélvica. Esta teoría es asimismo poco aprobada por la comunidad científica de ahora.

La teoría que más se acepta en estos momentos es la llamada menstruación retrógrada. ¿Qué es lo que esto significa realmente? Como es sabido por todos, cada mujer, una vez que llega a la pubertad, inicia su vida reproductiva con ciclos periódicos de 28 días que terminan con la existencia de un sangrado vaginal más o menos importante. La menstruación es la consecuencia de fenómenos hormonales que tienen lugar en el aparato genital interno de cada mujer, y representa la eliminación de mucosa endometrial tras haber crecido durante el ciclo anterior. Pues bien, la teoría de la menstruación retrógrada como origen de la endometriosis mantiene que existen células de la mucosa uterina, que en lugar de dirigirse hacia el exterior y formar parte del sangrado mensual normal, viajan hacia atrás, esto es, retrógradamente, hacia las trompas de Falopio, dirigiéndose al interior del abdomen, donde se quedan implantadas.

Al parecer, esta teoría sería la causante de endometriosis sobre todo en aquellas pacientes portadoras de algún tipo de malformación uterina o vaginal que impidiera la correcta expulsión del sangrado endometrial, favoreciendo su trayectoria hacia otras localizaciones internas. No obstante, se valoran otros factores que pueden influir en la aparición de la endometriosis, tales como: el consumo de tabaco, la aparición de la primera regla en edades muy tempranas, el que la mujer sufra reglas muy abundantes y prolongadas, el hecho de haber tenido varios hijos, maternidad después de los treinta años...

En la siguiente tabla se resumen las posibles causas por las cuales puede aparecer la endometriosis.

TABLA I

- Menstruación retrógrada.
- Causas genéticas.
- Diseminación linfática.
- Diseminación sanguínea.
- Consumo de tabaco.
- Reglas abundantes y prolongadas.
- Reglas que aparecen cada menos de 27 días.
- Tener más de un hijo.
- Quistes ováricos.
- Alteraciones del sistema inmunológico.

¿Qué síntomas padece una mujer con endometriosis?

La endometriosis es una enfermedad paradójica, pues en ocasiones, una mujer es intervenida quirúrgicamente por cualquier otro motivo, y se observan pequeños focos o quistes endometriósicos, y dicha mujer nunca ha mencionado ningún síntoma referente a la endometriosis. Sin embargo, lo que sí parece cierto es que cuando la endometriosis hace su aparición de forma extensa y en profundidad sobre la pelvis de una mujer, es muy raro que ésta se muestre asintomática. Los síntomas que puede provocar la endometriosis son muchos y muy variados, en cuanto a localización y grado de aparición. El dolor a nivel de la pelvis es el síntoma más importante, pues se presenta de una forma u otra en casi el 100% de las mujeres que sufren endometriosis. El dolor pélvico puede debutar como dolor intenso con cada menstruación, dolor importante al mantener relaciones sexuales, dolor de forma brusca por la rotura de un quiste endometriósico... Las mujeres más jóvenes suelen tener mayores síntomas que las de mayor edad, aunque pueden existir excepciones. Otra manifestación de la endometriosis es la alteración del patrón normal de las menstruaciones, pues en ocasiones estas mujeres pueden presentar sangrados escasos entre una regla y la siguiente, o comenzar con menstruaciones más abundantes de lo que ellas estaban acostumbradas hasta entonces. En cualquier caso, la enfermedad endometriósica provoca un problema muy especial para la mujer que la padece independientemente de dolor pélvico o no, puede provocar infertilidad. La endometriosis es una de las causas más frecuentes de infertilidad de origen femenino, alcanzando hasta un 40% de todos los casos. La alteración de la fertilidad debida a esta enfermedad se puede observar en los casos más leves de endometriosis, es decir, no tiene por qué existir una afectación extensa en la pelvis para que la mujer no pueda quedarse embarazada espontáneamente. Como ya se ha explicado anteriormente, los implantes de la endometriosis pueden localizarse en regiones tales como el recto o la vejiga, lo que provocaría síntomas de sangrado a esos niveles; el sangrado sería cíclico, como las reglas.

TABLA II
POSIBLES SÍNTOMAS Y MANIFESTACIONES
DE LA ENDOMETRIOSIS

- Dolor pélvico:
  Dolor intenso con la menstruación (50-90%).
  Dolor con el coito (25-40%).
  Dolor brusco e intenso.
  Dolor abdominal crónico (25-40%).
  Dolor lumbar (25-30%).

- Alteraciones menstruales.

- Problemas de infertilidad.

- Sangrados en otros órganos:
  Rectal.
  Vesical.
  Pulmonar.

- Cefaleas intensas.

- Problemas neurológicos.

¿Todas la mujeres presentan el mismo grado de afectación de endometriosis?

En la endometriosis existen diferentes grados y niveles de afectación. Se cree que el crecimiento de los focos de endometriosis en la pelvis se debe al estímulo de determinadas hormonas. Estas hormonas aparecen en mayor cantidad cuando la mujer presenta reglas, y con ellas se inicia su periodo reproductor; por este motivo, la endometriosis es muy raro que aparezca en los momentos extremos de la vida de una mujer, cuando ésta carece de menstruación. Lo que parece que marca la afectación de esta enfermedad son las características de los focos endometriósicos y su localización dentro de la pelvis. Los implantes endometriósicos pueden variar en color, forma y profundidad de invasión sobre los tejidos en los que se apoyan. Asimismo, esta enfermedad puede provocar adherencias entre los órganos que se encuentran en la pelvis, debido a procesos de inflamación crónicos y a excreciones que favorecen estas uniones. A mayor adherencia, mayores son las manifestaciones de la enfermedad. Por lo tanto, cada mujer tiene que ser considerada independiente, basándose de su estado de afectación y de la situación de los focos endometriósicos que presente, pues a priori no podemos decir cómo se va a comportar dicha enfermedad.

¿Cómo se diagnostica la endometriosis?

La endometriosis es una enfermedad ginecológica que se debe sospechar en toda mujer que presente dolor pélvico importante, fundamentalmente acompañando a la menstruación, y que en ocasiones, presenta problemas para conseguir un embarazo. Una vez que el ginecólogo cree que la paciente tiene grandes posibilidades de sufrir endometriosis, puede ayudarse de técnicas diagnósticas como la ecografía, o incluso, análisis especiales que en ocasiones están alterados en la endometriosis. Sin embargo, la única forma de establecer un diagnóstico seguro es viendo la existencia de endometriosis en el interior de la pelvis de la paciente. Para poder acceder a la pelvis de una mujer se pueden emplear varios métodos, pero siempre en quirófano y bajo anestesia general. Lo más frecuente es realizar una laparoscopia, que es introducir una pequeña cámara en el interior de la cavidad abdominal, a través de mínimos orificios sobre la piel. También existe la posibilidad de necesitar abrir directamente la piel con una incisión mayor, para acceder de forma más directa a la pelvis; en este caso, se trata de realizar una laparotomía. El objetivo de ambos métodos es visualizar directamente la existencia o no de endometriosis en esa mujer en la que se sospecha pueda sufrir dicha enfermedad y, posteriormente, tomar una muestra de los focos para analizarlos en el laboratorio de anatomía patológica.

¿Nunca puede diagnosticarse una endometriosis mediante una ecografía?

En ocasiones, cuando se realiza una ecografía a una mujer pueden observarse quistes en los ovarios que corresponden a endometriomas, los cuales pueden ser de diferentes tamaños, oscilando desde pocos centímetros hasta masas del tamaño de una naranja. Los endometriomas son los quistes localizados dentro del ovario, y contienen un líquido de color marrón y viscoso en su interior. Los endometriomas son una manifestación más de la enfermedad con la característica de que son los únicos que pueden detectarse por ecografía, mientras que los pequeños focos situados en la pelvis a modo de gotitas o nódulos son imposibles visualizar por este método diagnóstico. Sin embargo, a veces existen imágenes que en la ecografía parecen ser un quiste endometriósico y luego, tras una intervención quirúrgica, no puede ser confirmado dicho diagnóstico; esto es debido a que diferentes quistes ováricos pueden ser visualizados ecográficamente del mismo modo. En casi la mitad de los casos se pueden encontrar los endometriomas en mujeres que no presentan ninguna clínica ni ninguna otra manifestación en relación con la endometriosis, y en las que la ecografía se ha realizado por cualquier otro motivo; a esta mujer se le debe informar de la poca importancia que tiene el haber encontrado un endometrioma en sus ovarios, sobre todo si es de pequeño tamaño.

¿Por qué la endometriosis puede representar un problema para la fertilidad de la mujer?

La endometriosis es una de las causas más importantes de infertilidad de origen femenino, al parecer es responsable de hasta un 30-40% de las mismas. Las razones de por qué la endometriosis origina este problema son variadas y afectan a diferentes órganos. Como se ha comentado previamente, la endometriosis puede llegar a producir importantes adherencias en torno a las diferentes estructuras que se encuentran en la pelvis, si esas adherencias o fibrosis alteran los ovarios y/o las trompas de Falopio, el ovocito no puede encontrarse con los espermatozoides en las trompas, donde se produce la fecundación. Se ha observado que no es necesario que existan firmes adherencias a las trompas, en los casos de mínimas endometriosis; en cuanto a la esterilidad, se ha confirmado una alteración del movimiento normal de las trompas, provocado por sustancias que producen los focos y quistes endometriósicos, independientemente de las adherencias que pudieran existir.

Por otro lado, estudios realizados en las últimas décadas han demostrado que el producto de la fecundación sería «de peor calidad» que en una mujer sin endometriosis, por lo que existirían más dificultades en implantarse dentro de la mucosa uterina tras la fecundación. Un problema que presentan estas mujeres, y que añade una dificultad más para concebir, es la falta de ovulación en los ciclos normales. La ovulación es el fenómeno por el cual un ovocito sale del ovario, tras una dura selección, para ser fecundado en las trompas de Falopio. Por lo general, se ovula una vez por cada ciclo menstrual. En las mujeres que sufren esta enfermedad el proceso de ovulación está alterado, debido a un problema hormonal, lo que impide la existencia de ovocito en cada ciclo menstrual, reduciéndose así las posibilidades de embarazo.

¿Cuál es el tratamiento de la endometriosis?

La endometriosis puede tratarse desde un punto de vista farmacológico hasta la cirugía. La decisión de cuál utilizar varía según la sintomatología, de los deseos de tener más descendencia, de la edad... Para poder explicar mejor cuándo se suelen utilizar los fármacos y cuándo se debe recurrir a la cirugía pondremos ejemplos muy simples. Si la paciente es joven, que consulta por dolor con las reglas, y no quiere tener hijos en ese momento, bastará con administrarle anticonceptivos orales, la píldora. Con este tratamiento se anula la función propia del ovario, y éstos «descansan», por lo que los focos endometriósicos pierden su actividad mientras la mujer cumple el tratamiento.

Existen otros preparados que se utilizan para el tratamiento de la endometriosis con los mismos resultados que la píldora, pero algunos poseen efectos adversos importantes, que hacen que la paciente no quiera tomarlos. Estos efectos se relacionan con un aumento en el nivel de hormonas masculinas. Se piensa que cerca del 80% de las mujeres con endometriosis que están bajo un tratamiento farmacológico ve una mejoría considerable del dolor pélvico a lo largo los seis meses siguientes. En cuanto al tratamiento quirúrgico, se debe hablar de dos formas de abordar la región afectada; una forma sería lo que se denomina cirugía abierta, y la segunda, cirugía laparoscópica.

¿En qué consiste la cirugía laparoscópica?

La cirugía laparoscópica es una técnica quirúrgica desarrollada desde el siglo pasado en la que la idea principal es acceder al cuerpo humano con la mínima invasión, y ayudada de una cámara de pequeño tamaño. En el mundo de la ginecología el lugar de acceder al interior del abdomen es justo por debajo del ombligo, a través de una pequeña incisión. Por ese orificio se procede a introducir la cámara que, en el momento actual, consta de fibra óptica, y es posible visualizar la mayor parte del abdomen de la mujer. Para poder separar la pared abdominal de sus órganos, se introduce un gas para distender la pared, y ser capaz de crear así un espacio donde maniobrar.

Posteriormente, se irá introduciendo por otros pequeños orificios laterales material que ayuda a las maniobras de la cirugía que se vaya a realizar en la paciente. La principal ventaja que ofrece esta técnica quirúrgica es la mínima invasión que se hace sobre el organismo de los pacientes, pues tan sólo se observarán unas cuantas incisiones, de apenas unos centímetros cada una.

Sin embargo, como todo en el mundo de la medicina, tiene sus riesgos, pues en ocasiones, la cirugía resulta algo más compleja si, sobre todo, quien la practica no está acostumbrado. En el caso especial de la endometriosis, la laparoscopia puede ser la técnica a elegir, pues los quistes endometriósicos, o endometriomas, se pueden extirpar con la misma dificultad por una técnica u otra, incluso la mayoría de los implantes sobre la pelvis pueden ser eliminados con la laparoscopia.

¿Qué significa realizar una cirugía abierta?

La realización de una cirugía abierta es cuando se abre de forma amplia toda la pared del abdomen, capa por capa, hasta llegar a los órganos localizados en la pelvis. La diferencia fundamental entre la cirugía abierta y la laparoscopia, se podía definir como el cirujano en una cirugía abierta trabaja con sus manos en contacto directo con los órganos y tejidos del abdomen, pero en una laparoscopia, es a través de largos instrumentos y sus manos se mantienen siempre fuera del cuerpo de la paciente. En contra de la cirugía abierta suele estar el tiempo de recuperación de la intervención, que suele ser siempre mayor que en una cirugía laparoscópica. La cirugía abierta en el caso de la endometriosis es a veces la única cirugía que se puede realizar, sobre todo en los casos en los que la enfermedad está muy activa y se extiende por toda la pelvis y sus órganos.

¿Es probable que tras la cirugía la endometriosis se pueda reproducir al cabo del tiempo?

Sí, desgraciadamente la cirugía en esta enfermedad no previene que vuelvan a aparecer nuevos focos o quistes endometriósicos tras un tiempo sin enfermedad alguna. No es raro, en caso de pacientes con afectación grave de endometriosis, el que se vean obligadas a pasar por el quirófano en más de una ocasión, para mitigar el dolor pélvico. Este aspecto debe conocerlo la paciente antes de decidir una intervención quirúrgica o un tratamiento médico, tras el cual también puede aparecer la enfermedad.

SABÍA USTED QUE...

- La endometriosis fue descrita por primera vez hace dos siglos. Fue el ginecólogo Von Rokitansky quien, en 1860, puso su nombre a esta enfermedad que describimos en este capítulo. Desde entonces, numerosas investigaciones intentan esclarecer el origen de la misma.

- Según ciertos estudios, la endometriosis se observaba con mayor frecuencia en pacientes blancas que en pacientes de color. Sin embargo, estudios posteriores vieron que dichas diferencias correspondían fundamentalmente a un problema socioeconómico más que a la raza en sí.

- Cuatro de cada 1000 mujeres de 15-64 años son ingresadas por endometriosis al año. Esta cifra es algo mayor si la comparamos con las mujeres ingresadas en Estados Unidos por cáncer de mama al año.

- Existe una palabra con la que los médicos se refieren al dolor asociado a la menstruación. Este nombre es dismenorrea; asimismo, poseen otro nombre para definir el dolor con las relaciones sexuales: dispareunia.

- Existen varias capas que mantienen separadas las vísceras abdominales de la pared abdominal. Si enumeramos las distintas capas que forman la pared abdominal desde fuera a dentro serían: el tejido subcutáneo, es decir, la grasa que forma los «michelines», una fuerte capa blanca llamada fascia, que actúa de malla protectora, los músculos y, a continuación, el peritoneo, que consiste en una fina película que recubre la mayoría de los órganos abdominales. En la cirugía abierta, el cirujano debe identificarlas a lo largo de toda la incisión que realiza en el cuerpo de la mujer.

MIOMAS

Muchas mujeres han escuchado en la consulta del ginecólogo o tras la realización de una ecografía que tienen un mioma. A lo largo de este capítulo se explicará lo que son los miomas y cuál es el tratamiento y seguimiento de los mismos.

¿Qué son los miomas?

Los miomas son nódulos compuestos por fibras musculares, que se localizan en las distintas capas del útero. Son realmente tumoraciones de carácter benigno, que se encuentran en el 20-30% de las mujeres.

¿Qué otros nombres reciben los miomas?

El término médico que reciben los miomas es leiomioma, aunque en ocasiones también se habla de ellos como fibromas uterinos, fibromiomas o fibriodes. Sin embargo, la denominación más común que reciben estas tumoraciones suele ser la de miomas.

¿Pueden aparecer miomas en cualquier mujer?

Los miomas son las tumoraciones benignas más frecuentes de todo el aparato genital femenino, pero suelen ser diagnosticados en la mitad de la vida de la mujer, siendo muy raro que se observen antes de los 18 años de edad.

¿Qué tipos de miomas se pueden encontrar?

Los miomas suelen estar clasificados en función de su localización, ya que se originan de las células del músculo del útero, llamado miometrio, y desde ahí crecen hacia el exterior o el interior del útero. Merece la pena recordar rápidamente cuáles son las capas que constituyen el cuerpo uterino y sus funciones, para comprender así mejor la clínica que pueden presentar los diferentes miomas. El útero está constituido por tres capas diferentes de tejido, todas ellas adaptadas a la función que deben cumplir. Si nos situamos de dentro a fuera nos encontramos: la capa del endometrio, el miometrio y la capa serosa.

El endometrio es una mucosa que presenta cambios regulares a lo largo del ciclo menstrual y que sirve de «nido» para el ovocito fecundado, o bien, si esto no se produce, es la parte del útero que se descama cada mes, provocando el sangrado menstrual después de cada ciclo. Si el ovocito es fecundado y anida en el útero, llegado el momento, el feto debe salir al exterior, en el parto. Pues bien, el útero es un órgano diseñado para albergar a un embrión que irá creciendo, fenómeno que se consigue gracias a la segunda capa: el miometrio.

El miometrio es un tejido compuesto de fibras musculares muy especiales que va a permitir la distensión gradual de la pared del útero; estas fibras van a ser las responsables de algo tan importante para la vida humana, como son las contracciones que se llevan a cabo en el momento del parto. Por este motivo, es la capa más voluminosa del útero alcanzando un espesor de hasta 2 cm.

Por último, la capa serosa es una fina lámina que recubre al útero en toda su extensión. Teniendo presente que los miomas se forman a partir de la capa del miometrio, pueden extenderse hacia la mucosa o hacia la serosa, o bien, conseguir permanecer dentro de la capa miometrial. En función de esto los miomas se denominan: miomas submucosos, pues se encuentran por debajo de la mucosa endometrial, pero se ven como un relieve en ella. Los miomas subserosos son los que se localizan debajo de la capa serosa que recubre el útero por fuera en toda su extensión estos leiomiomas se observarían desde fuera como nódulos definidos sobre el útero. Por último, los miomas que se quedan englobados en la capa del miometrio se denominan miomas intramurales, pues se encuentran en el interior de la pared del útero.

TABLA I
RELACIÓN DE LA LOCALIZACIÓN DE LOS MIOMAS
Y SU DIFERENTE DENOMINACIÓN

• Miomas submucosos	Crecen hacia la mucosa endometrial. Se visualizan desde dentro de la cavidad uterina.
• Miomas intramurales	Se encuentran en el espesor de la capa miometrial. Su localización se puede intuir desde dentro y desde fuera del útero.
• Miomas subserosos	Crecen inmediatamente por debajo de la delgada capa serosa. Se visualizan desde el exterior del útero.

¿Cuál suele ser el tamaño de los miomas?

El tamaño de estas tumoraciones benignas del útero es muy variable, desde pequeños nódulos que apenas miden un centímetro hasta grandes masas que llegan a ocupar toda la cavidad abdominal. En ocasiones, una mujer posee varios nódulos miomatosos en su aparato genital interno, que son de tamaño y localizaciones variadas.

¿Por qué crecen los miomas a lo largo de la vida de una mujer?

Los miomas crecen por el estímulo de los estrógenos, que hace que la fibra muscular que los forma aumente paulatinamente. Por este motivo, en las épocas en las que los estrógenos están elevados, los miomas suelen crecer de tamaño; el embarazo es una de ellas. Tras el parto, y debido al descenso brusco de los estrógenos, los miomas tienden a reducir su tamaño tal y como era antes de la gestación. Asimismo, cuando una mujer deja de tener reglas, es decir, llega a la menopausia, ya no existen estrógenos que estimulen el crecimiento de los miomas y, como norma general, los miomas reducen espectacularmente su tamaño, llegando incluso a desaparecer.

¿Qué manifestaciones clínicas presentan los miomas?

Como ya se ha mencionado, en función de la localización y del tamaño que adquieran. Por lo general, en la mayoría de los casos, los miomas son asintomáticos y se descubren en una revisión ginecológica de rutina.

Las manifestaciones clínicas pueden ser asimismo muy variadas, mujeres con el mismo tipo de miomas y con igual tamaño presentan diferentes síntomas o, incluso, pueden no tener ningún tipo de problemas añadidos.

Si se trata de un mioma submucoso, la clínica que suele presentar es de hemorragias menstruales irregulares, por lo general abundantes, e incluso se pueden observar sangrados entre una regla y otra. En el caso de los miomas intramurales, la hemorragia vaginal excesiva suele ser la forma de presentación, junto con dolor abdominal que acompaña a cada una de las menstruaciones.

Cuando se trata de miomas localizados bajo la capa serosa, y su tamaño es de consideración, las molestias que va a sufrir la mujer están en relación a la compresión que produce el mioma sobre las otras estructuras que se encuentran en la pelvis. Así por ejemplo, si el mioma se localiza en la cara anterior del útero, va a estar en contacto con la vejiga; esto no tiene importancia si el mioma no es de gran tamaño, pero sí cuando presiona sobre ella e impide el completo vaciamiento de la vejiga tras la micción.

En el caso que el mioma se localice en la porción posterior del útero, puede provocar molestias gastrointestinales, porque dificulta la correcta defecación. En caso de formaciones muy voluminosas, la paciente va a ser testigo de cómo su perímetro abdominal va aumentando, ocasionado la necesidad de adquirir, incluso, nuevas tallas de prendas de vestir.

Una manifestación típica de los miomas de gran tamaño, y nos referimos a los leiomiomas subserosos de más de 12 cm, es el dolor. El dolor puede ser producido por la presión sobre órganos y ramas nerviosas, pero también puede ser ocasionado por la falta de riego sanguíneo dentro del propio mioma, lo que termina ocasionando la «asfixia» de zonas internas del mioma.

En cualquier caso, los miomas son tumoraciones que se presentan en las mujeres con frecuencia y que no suelen causar síntomas importantes, salvo cuando existe un crecimiento importante y exagerado, o se localizan bajo la capa endometrial.

¿Cómo se diagnostican los leiomiomas?

Generalmente, la mujer que presenta miomas suele estar asintomática, por lo que el diagnóstico se realiza tras una revisión ginecológica de rutina.

En función del tipo de mioma, la forma de diagnóstico varía. Los miomas subserosos se pueden sospechar en la exploración ginecológica que se realiza en la consulta, pues si su tamaño es considerable se palpa una masa que depende del útero, y que en ocasiones se delimita claramente entre las manos del médico. No obstante, a veces, la exploración no consigue discriminar el origen de la masa que se ha detectado, pues los ovarios pueden poseer quistes o tumoraciones que dificulte el diagnóstico.

La prueba que realizará el diagnóstico definitivo será la ecografía. La ecografía puede realizarse introduciendo un dispositivo de ultrasonidos en la vagina, o bien, apoyándolo en el abdomen de la mujer. En muchas circunstancias, en este tipo de miomas, la exploración ecográfica tendrá que ser complementada por las dos vías de acceso, la vaginal y la abdominal.

Gracias a esta exploración se pueden visualizar los miomas subserosos como tumoraciones redondeadas, en íntima relación con la pared uterina. A través de la ecografía se puede conocer la localización exacta del mioma, si depende de la cara anterior, lateral o posterior del útero. En el caso de que se trate de un mioma intramural, la exploración ginecológica puede resultar normal, si el mioma es de pequeño tamaño, pues aunque el útero se pueda palpar algo grande, no se consigue detectar ninguna irregularidad en su contorno. Si las dimensiones del mioma son muy voluminosas, la palpación ginecológica es anormal, y pone al ginecólogo bajo la sospecha.

Nuevamente, la ecografía será el método de diagnóstico para confirmar la existencia o no de un mioma intramural.

En cuanto a los miomas submucosos, es raro si su tamaño es considerable que la paciente no presente ningún síntoma, pues suelen ser los que más problemas ocasionan, al existir con más frecuencia sangrados menstruales abundantes. En estas mujeres, la exploración ginecológica en la consulta suele ser anodina, por lo que habrá que recurrir a otros métodos diagnósticos para establecer el juicio clínico. La ecografía vaginal es un buen arma para poder detectar este tipo de miomas, pero a veces, las imágenes que se obtienen hay que diferenciarlas de otras patologías que pueden coexistir en el interior del útero, como son los pólipos endometriales, que además, pueden producir la misma sintomatología que los miomas submucosos. En estos casos, si la ecografía no nos consigue informar con total seguridad de qué es lo que existe en el interior del útero, debemos recurrir a otras técnicas diagnósticas.

La histeroscopia es una técnica que se ha introducido en el mundo de la ginecología hace ya una décadas, y consiste en introducir una pequeña cámara a través del orificio cervical y visualizar directamente las paredes uterinas. Esta técnica puede hacerse en la consulta, empleando en ocasiones anestesia local, o bien en quirófano, lo que permite además realizar maniobras de extirpación de lesiones intrauterinas. Gracias a la histeroscopia se puede llegar a un diagnóstico de certeza, y se puede confirmar la naturaleza de la lesión, pues ya sea desde la consulta o el quirófano, se consigue tomar muestras del mioma o pólipo, o cualquier lesión que se localice.

¿Los miomas pueden influir en la fertilidad?

Aunque tradicionalmente se les atribuía una gran influencia sobre la posibilidad de quedarse o no embarazada espontáneamente, en el momento actual se duda de la importancia que tienen en el proceso de la reproducción humana. Esto es lógico pensarlo, pues si se cuenta con que el 30% de las mujeres mayores de 30 años presenta miomas, casi el 90% de ellas va conseguir un hijo sin problemas a lo largo de su vida, por lo que se podría pensar, a priori, que los miomas no influyen en gran medida en la capacidad de gestación de una mujer.

No obstante, la localización de los miomas es el aspecto más definitivo para poder o no influir en la fertilidad, ya que los miomas subserosos sí pueden estar en relación con un mayor número de abortos, al impedir la correcta implantación del fruto de la fecundación. Cuando se realiza una extirpación de los miomas por un motivo de esterilidad, sin que coexista ninguna otro motivo para la misma, se consigue que entre el 20 y el 60% de la mujeres logren un embarazo posteriormente. Es importante conocer que el 75% de las mujeres que lo consiguen, lo hacen en el primer año tras la miomectomía, es decir, la exéresis exclusiva del mioma. El método idóneo para eliminar los miomas submucosos es a través de la histeroscopia, bajo anestesia y en quirófano, y siempre y cuando, el número y el tamaño de los mismos lo permitan.

¿Qué sucede cuando una mujer con miomas se queda embarazada?

El 1% de las mujeres embarazadas presenta miomas. La mayoría de estos nódulos miomatosos no crecen durante el embarazo, y cuando lo hacen, suele ser en el primer trimestre de gestación, para mantenerse constantes a lo largo del embarazo. Tras el parto regresan a su tamaño habitual. Algo interesante es que los miomas de mayor tamaño no son los que van a crecer más, pues a veces, los más pequeños son los que alcanzan unas dimensiones mayores.

En la mayoría de las ocasiones, no se observan complicaciones derivadas de la presencia de miomas en el embarazo; lo que sí parece cierto es que se realizan más cesáreas en este tipo de mujeres. Por otro lado, cuanto mayor es el tamaño del mioma, mayor es el riesgo de parto pretérmino.

¿Se pueden malignizar los miomas?

Muchas veces en la consulta la mujer a la cual le acabamos de comunicar que tiene un mioma está angustiada porque piensa que es una tumoración que a la larga puede hacerse maligna; pues bien, esto no es cierto. La incidencia de una tumor maligno de origen muscular en el útero en una mujer que padezca miomas es muy baja, inferior al 1%, por lo tanto, no entra dentro de las complicaciones posibles de los leiomiomas. No obstante, en algunas ocasiones, cuando un mioma crece más rápido de lo normal, probablemente se debe decidir la intervención quirúrgica para poder establecer un diagnóstico correcto y descartar que esa tumoración uterina que aumenta de tamaño con rapidez sea un tumor maligno.

¿Existe un tratamiento farmacológico para los miomas?

El tratamiento de los miomas va a estar fundamentalmente en relación de la clínica que presente la mujer, unido a la edad de la mujer y su deseo genésico, el tamaño y la localización de los miomas.

A continuación pondremos un ejemplo de lo que suele ser lo normal en la consulta de ginecología referente a los miomas.

• Una mujer de mediana edad con dos hijos de 16 y 13 años, que ha sido diagnosticada de un mioma subseroso de 4 cm en una revisión ginecológica de rutina.

¿CUÁL ES EL TRATAMIENTO DE ESTE MIOMA?

Ninguno. Puesto que es una mujer que no presenta ninguna clínica y que ha sido diagnosticada en una consulta de rutina de un mioma de tamaño pequeño, que no comprime ningún órgano vecino. Por lo tanto, esta mujer deberá seguir controles habituales para comprobar que el tamaño de su mioma no sufre grandes variaciones a lo largo de los siguientes meses.

Sin embargo, no siempre las situaciones en las que se presentan los miomas son así de fáciles y hay que instaurar un tratamiento. El motivo de iniciar un tratamiento de los miomas suele ser el sangrado abundante con cada regla, provocando incluso que la mujer tenga una anemia importante. Esta sintomatología suele ser propia, como ya se ha comentado, de los miomas submucosos. Los fármacos que se suelen utilizar en estos casos varían en función de las manifestaciones de la mujer, pues a veces con dar un suplemento de hierro es suficiente. Con el hierro no se está tratando el mioma, por lo que este medicamento está indicado en aquellos casos en que la mujer no tiene sangrados excesivos en todas sus reglas, sino ocasionalmente.

En el caso de que la mujer se encuentre con grandes sangrados menstruales y no quiera someterse a ninguna intervención quirúrgica, se pueden administrar una hormonas cuya función es la de dejar temporalmente a la mujer sin reglas, es decir, provocan una situación de menopausia artificial. Con esta medicación se intenta reducir el tamaño, y con ello las manifestaciones, de los miomas. Este tratamiento es empleado también en determinados casos, antes de la cirugía definitiva de los miomas.

¿Cuándo se deben utilizar los métodos quirúrgicos en el tratamiento de los miomas?

Existen unas situaciones en las que la cirugía es la única opción de tratamiento. La que menos dudas ofrece es aquel caso en que la mujer presenta un mioma de tal tamaño que las vísceras intraabdominales se están viendo afectadas por la presión de la inmensa masa uterina. Los uréteres son unos conductos que comunican los riñones con la vejiga, y que son especialmente sensibles a la compresión que pueda provocar un mioma gigante sobre ellos, pues de ser así, la orina que debe circular del riñón a la vejiga no consigue pasar y se acumula en los riñones, lo que produce su paulatina destrucción. Por este motivo, los miomas de gran tamaño deben ser extirpados quirúrgicamente.

La cirugía es el tratamiento de elección en aquellas mujeres relativamente jóvenes que presentan un sangrado menstrual muy abundante que les ocasiona una anemia que no se consigue eliminar con hierro u otros tratamientos farmacológicos; si además, la paciente no desea tener más hijos, en estos casos, la extirpación del útero es una correcta opción. En caso de que la mujer tenga un problema de infertilidad sin que se haya encontrado causa alguna para la misma, es lógico que se le plantee un tratamiento quirúrgico en el caso de que los miomas sean intramurales o submucosos.

¿Qué tipo de intervenciones existen para el tratamiento de los miomas?

Entre el 10 y 15 % de las mujeres que tienen miomas va a necesitar una intervención quirúrgica para resolver el problema. Existen diferentes tipos de intervenciones quirúrgicas en función de la localización de los miomas, del tamaño y del deseo de dejar el útero o no. En el caso de los miomas submucosos, cuando son de pequeño tamaño y no se infiltran en exceso en el espesor de la pared uterina, se pueden resecar por histeroscopia, lo que significa que la recuperación y la duración de la intervención es menor. A la maniobra de eliminar sólo y exclusivamente el mioma se le denomina miomectomía.

La ventaja de la miomectomía es que la mujer sigue conservando el útero, pero en contra existe la posibilidad de que los miomas se vuelvan a reproducir. La miomectomía se puede realizar también en los miomas intramurales y en los subserosos, pero la vía de abordaje quirúrgico varía, en la mayoría de los casos es necesario recurrir a abrir el abdomen de la mujer para acceder a ellos. Este tipo de intervenciones tiene como máxima complicación un sangrado intenso e incoercible de la región donde se encontraba el mioma que ocasione la extirpación del útero para detener la hemorragia.

En el caso de elegir la histerectomía, se puede realizar desde la vagina o desde el abdomen, dependiendo del tamaño que posea el útero, pues en los miomas de gran tamaño no existe otra opción que abrir la cavidad abdominal. A veces, se puede realizar una histerectomía por laparoscopia, lo que suele mejorar el tiempo del posoperatorio. La decisión debe ser tomada junto con la paciente, la cual debe conocer los riesgos y los beneficios de cada tipo de intervención.

AMENORREA

¿Qué es la amenorrea?

La amenorrea se define en base a la aparición de tres criterios:

• Ausencia de menstruación a los 14 años, con retraso del crecimiento o falta de desarrollo de los caracteres sexuales secundarios.

• Ausencia de menstruación a los 16 años, en independencia del desarrollo o crecimiento de los caracteres sexuales secundarios.

• Falta de menstruación en una mujer que ha menstruado previamente, en un período equivalente a, por lo menos, tres de sus intervalos habituales o a seis meses de amenorrea.

¿Qué factores influyen en su origen?

La amenorrea consiste en la ausencia de hemorragia menstrual de manera prolongada. En su origen intervienen muchos factores, como las alteraciones hormonales o malformaciones en el aparato genital, interno o externo.

¿Cuáles son las primeras exploraciones que deben realizarse?

Lo primero es descartar un posible embarazo, para lo cual se realizará una analítica de orina. Posteriormente, es imprescindible la realización de una exploración ginecológica lo más completa posible. A continuación, como exploraciones básicas, se solicitará una ecografía ginecológica y una serie de analítica hormonal completa. Asimismo, en ocasiones es necesaria la administración de medicación para comprobar que la integridad del útero es adecuada. En función de los sucesivos hallazgos, se solicitarán pruebas más especializadas.

¿Existe relación entre el peso corporal y la aparición de amenorrea?

El desarrollo del ciclo menstrual también está relacionado con el peso corporal, ya que la reducción de grasa puede llevar a la amenorrea.

Las deportistas de élite, las bailarinas o las mujeres que realizan dietas extremas son las que más sufren las consecuencias de la pérdida de grasa.

¿Existe alguna relación entre amenorrea y anorexia?

La amenorrea es característica de los casos de anorexia nerviosa, por lo que puede ayudar a detectar casos escondidos de este trastorno de la alimentación. La razón, la pérdida de peso excesiva.

¿En qué consiste la función menstrual normal?

La función menstrual depende de la existencia visible de sangrado menstrual, para ello es necesario que exista un aparato genital normal que conecte el origen del sangrado menstrual con el exterior. Esta premisa conlleva la necesidad de permeabilidad del introito y de la continuidad del canal vaginal y el endocervix de la cavidad uterina. Por otra parte, la presencia del sangrado menstrual depende de la existencia y del desarrollo del endometrio que reviste la cavidad uterina. Este tejido es estimulado y regulado por una cantidad y una secuencia adecuada de hormonas esteroideas, estrógenos y progesterona. Estas hormonas son producidas en el ovario, por lo que se necesita que éstos funcionen adecuadamente. Por último, todo este complejo sistema es regulado por un complejo mecanismo que integra la información bioquímica, compuesta por señales hormonales. Cuando alguno de estos niveles fracasa puede aparecer la amenorrea (Tabla I).

TABLA I
CAUSAS DE AMENORREA

- Trastornos del canal genital o del útero.
- Trastornos del ovario.
- Trastornos de la hipófisis anterior.
- Trastornos del sistema nervioso central (hipotalámicos).

¿Cómo se debe evaluar la amenorrea?

En toda paciente con amenorrea se deben buscar evidencias de alteración psicológica o estrés emocional, historia familiar de anomalías genéticas conocidas, signos de un problema relacionado con la estructura corporal (por ejemplo, estado nutricional), anomalías del crecimiento y desarrollo, presencia de un aparato reproductor normal y evidencias de enfermedad en el sistema nervioso central.

¿Qué es la galactorrea?

La galactorrea es la secreción mamaria no producida durante el puerperio. Este hallazgo es muy importante, puesto que en ocasiones se asocia a amenorrea y su existencia aporta una información valiosa al médico.

¿Qué relación existe entre prolactina y amenorrea?

La amenorrea puede ser provocada por excesiva secreción de prolactina, hormona que interviene en el ciclo menstrual y es segregada por la hipófisis. Esto es debido a la relación que existe entre la prolactina y las diferentes hormonas que intervienen en la función del ciclo menstrual normal de la mujer.

¿En qué porcentaje de pacientes la causa de la amenorrea está en relación con la prolactina?

El aumento de prolactina genera el 30% de los casos de amenorrea. El incremento de esta hormona puede estar con la ingesta de determinados medicamentos, entre los cuales se encuentran los fármacos utilizados en el campo de la psiquiatría.

¿Qué tipos de amenorrea existen?

La alteración del ciclo menstrual puede afectar a las mujeres de cualquier edad, aunque se distinguen dos tipos, amenorrea primaria y secundaria, en virtud del desarrollo y la edad de la paciente. La primaria se da cuando la mujer nunca ha menstruado. La secundaria se observa en mujeres que tuvieron menstruaciones normales en algún momento de su vida y ahora no las tienen.

¿Qué trastornos ováricos se asocian a la amenorrea?

En el 30-40% de los casos de amenorrea primaria se observan alteraciones del desarrollo gonadal; es lo que se denomina cintillas gonadales.

Entre los trastornos ováricos se encuentran:
- Síndrome de Turner.
- Disgenesia gonadal.
- Agenesia gonadal.
- Síndrome del ovario resistente.
- Insuficiencia ovárica prematura.
- Mosaicismos.

¿Qué es el síndrome de Turner?

Es una alteración estructural o ausencia del cromosoma X. Las mujeres que lo sufren se caracterizan por presentar talla baja, tórax en escudo, base del cuello excesivamente ancha y mayor angulación del codo. Desde el punto de vista ginecológico, estas mujeres suelen consultar por amenorrea. Debido a que carecen de folículos ováricos, no existe producción de hormonas gonadales sexuales en la pubertad y, en consecuencia, presentan amenorrea (de origen primario).

¿Cómo se establece el diagnóstico del síndrome de Turner?

Es precisa la realización de un cariotipo de estas mujeres, a pesar de que su aspecto sea el característico de este síndrome, tal y como hemos descrito en la pregunta anterior. El 40% de las pacientes con síndrome de Turner son mosaicos o tienen aberraciones estructurales en el cromosoma X o en el cromosoma Y.

¿La radioterapia puede producir amenorrea?

El efecto de la radiación depende de la edad y de la dosis de rayos X recibida. En las dos semanas posteriores a la irradiación de los ovarios, los niveles de esteroides comienzan a descender y los de las gonadotropinas a aumentar. En la Tabla II hemos resumido la dosis ovárica y el riesgo de esterilización que se asume. Por esta razón, las gónadas no corren ningún peligro con los microondas, puesto que las longitudes de onda tienen un escaso poder de penetración en los tejidos.

TABLA II DOSIS OVÁRICA Y ESTERILIDAD	
60 rads	Ningún efecto.
150 rads	Algún grado de riesgo después de los 40 años.
250-500 rads	15-40 años: 60% de esterilidad.
500-800 rads	15-40 aós: 60-70% de esterilidad.
Más de 800 rads	100% de esterilidad permanente.

En la irradiación existe una relación inversa entre la dosis necesaria para provocar la insuficiencia ovárica y la edad del inicio de tratamiento.

SÍNDROME DEL OVARIO POLIQUÍSTICO

La falta de ovulación, denominada en término médicos anovulación, es un problema muy frecuente. Se puede presentar con diferentes manifestaciones clínicas, como la amenorrea (falta de regla), la menstruación irregular y el hirsutismo. El síndrome del ovario poliquístico es una enfermedad ovárica no tumoral que fue descrita por vez primera a finales del siglo XIX.

¿A qué se debe el nombre de la enfermedad?

Cuando se realizó una biopsia de las primeras mujeres que presentaron esta enfermedad, se observó que los ovarios tenían un tamaño muy superior al normal (entre tres y cinco veces) y que su superficie era lisa y de color grisáceo. Por otra parte, se comprobó que tenían formaciones quísticas asociadas.

¿Es lo mismo un síndrome del ovario poliquístico que tener los ovarios grandes?

Como veremos a continuación son dos situaciones clínicas diferentes, el síndrome del ovario poliquístico se caracteriza por presentar una serie de signos y síntomas asociados, como ahora veremos. Tampoco significa que las mujeres tengan quistes en los ovarios.

¿En qué consiste esta enfermedad?

El síndrome del ovario poliquístico se caracteriza por la aparición de ovarios de gran tamaño, voluminosos, asociados a alteraciones de la menstruación (fundamentalmente amenorrea), esterilidad, hirsutismo y obesidad. En general, las pacientes prototipo que sufren esta enfermedad suelen ser mujeres obesas, con presencia de abundante vello corporal, con trastornos en la regla y con dificultad para quedarse embarazadas.

¿Todas las mujeres obesas desarrollan esta enfermedad?

Evidentemente, no. Por otra parte, puede haber pacientes con síndrome del ovario poliquístico que no tengan obesidad. Se estima que la frecuencia de anovulación y ovarios poliquísticos entre las mujeres obesas es del 35-60%.

¿Por qué las obesas tienen alteraciones de la ovulación?

La obesidad se asocia a tres alteraciones que afectan a la ovulación normal:
- Incremento de la conversión de andrógenos a estrógenos.
- Incremento de los niveles de estradiol y testosterona.
- Incremento de los niveles de insulina (estimulan la producción de andrógenos).

¿A mayor obesidad mayor hirsutismo?

Cuanto mayor es el grado de obesidad mayores son los niveles plasmáticos de testosterona, por lo que el hirsutismo es más frecuente en las mujeres obesas que sufren anovulación.

¿Cómo se pueden mejorar estas alteraciones?

Diferentes estudios realizados en países europeos han sugerido que las tres alteraciones descritas mejoran con la pérdida de peso de la paciente.

¿A qué porcentaje de mujeres afecta esta enfermedad?

Se estima que el síndrome del ovario poliquístico es padecido aproximadamente por dos o tres mujeres de cada 100, una cifra elevada.

¿Cuál suele ser el motivo de consulta?

Las pacientes generalmente consultan por trastornos de la menstruación, por esterilidad o bien por la presencia de abundante vello facial (hirsutismo).

¿Qué es el hirsutismo y dónde se localiza?

El hirsutismo se caracteriza por la aparición de vello en la mujer en zonas en las que no debía aparecer: facial y periareolar, fundamentalmente. Es un signo difícil de valorar, puesto que algunas mujeres presentan una cierta predisposición constitucional a sufrir este trastorno. La intensidad del hirsutismo en el síndrome del ovario poliquístico es muy variable, pudiendo llegar a ser muy intenso e incluso acompañarse de síntomas de virilización. Habitualmente aparece en el rostro, entre las mamas, en torno a la areola mamaria, por encima del pubis y en la parte alta de las extremidades.

¿Por qué razón las mujeres con el síndrome del ovario poliquístico tienen esterilidad?

La esterilidad es frecuente en esta enfermedad, y es debida a la ausencia de ovulación (anovulación crónica). Generalmente, las mujeres con síndrome del ovario poliquístico carecen de ovulación, si bien en algunas ocasiones puede aparecer un ciclo menstrual con ovulación. Lógicamente, si las mujeres no tienen ovulación, no se desarrolla el ovocito maduro para poder ser fecundado por un espermatozoide, con lo cual, al cabo del tiempo se desarrolla una situación de esterilidad de causa femenina.

¿Cuáles son las consecuencias clínicas de la anovulación crónica?

Podemos señalar seis consecuencias derivadas de la falta de ovulación en las pacientes con síndrome del ovario poliquístico:
- Esterilidad.
- Problemas menstruales.
- Hirsutismo, alopecia y acné.
- Incremento del riesgo de cáncer de endometrio.
- Incremento de riesgo de sufrir enfermedades cardiovasculares.
- Aumento del riesgo de diabetes mellitus (en pacientes con resistencia insulínica).

¿En qué consisten los trastornos menstruales?

Habitualmente la paciente relata que las reglas son infrecuentes, es decir, existen períodos más o menos largos de amenorrea entre los cuales se intercalan una, dos o más menstruaciones escasas.

¿Tienen mayor riesgo cardiovascular las pacientes con síndrome del ovario poliquístico?

En las mujeres que sufren anovulación crónica con exceso de peso, y niveles elevados de andrógenos (hiperandrogenismo), se observa una distribución característica de la grasa corporal, que se denomina en el argot médico obesidad androide. Este depósito de grasa es menos sensible a la acción de la insulina (hormona elaborada por el páncreas), por lo que se asocia con hiperinsulinemia (incremento de la concentración de insulina pancreática), intolerancia a la glucosa y diabetes mellitus. Por otra parte, la obesidad androide se asocia a otros factores de riesgo cardiovascular, como son la hipertensión y un perfil de colesterol desfavorable.

¿Esta enfermedad predispone a padecer cáncer de ovario?

Se ha observado que las mujeres que tienen síndrome del ovario poliquístico presentan mayor incidencia de tumores de ovario (entre 4% y 17% de las mujeres). El tumor de ovario más frecuente es una variante conocida como quiste dermoide. Por otra parte, se ha descubierto que este tipo de enfermedad se asocia a un mayor riesgo, tres veces, de padecer cáncer de endometrio en mujeres con edad inferior a 40 años.

¿Cuál es la causa del aumento del riesgo a padecer cáncer de endometrio?

Cuando una mujer sufre amenorrea, y tiene útero, éste se ve estimulado en exceso por los estrógenos, lo que puede provocar, a la larga, un riesgo de padecer cáncer de útero. Por eso es tan importante que una mujer tenga menstruaciones regulares a lo largo de su vida.

¿Qué sucede con el perfil hormonal de estas pacientes?

Las características hormonales más importantes del síndrome del ovario poliquístico son las siguientes:
- Elevación de los niveles de LH.
- Disminución de FSH.
- Relación LH/FSH superior a 2.
- Elevación de los niveles de andrógenos (hormona sexual masculina).

¿Cuál es la causa de la aparición de esta enfermedad?

En la actualidad no existe un acuerdo sobre cuál es la alteración inicial que origina una anomalía del ciclo menstrual y condiciona la ausencia permanente de ovulación en el síndrome del ovario poliquístico.

La función ovulatoria normal del sistema menstrual depende de la coordinación de fenómenos complejos. La función anormal puede representar discordancia entre los niveles hormonales del organismo de la mujer, que condiciona con un crecimiento inadecuado del folículo.

¿Se hereda el síndrome del ovario poliquístico?

Esta enfermedad, como otras muchas, tiene una base genética. Se ha descrito, por lo menos, un grupo de pacientes que heredó esta enfermedad; posiblemente la herencia se encuentra ligada al cromosoma X.

La incidencia de hirsutismo y oligomenorrea fue dos veces mayor con transmisión paterna. Hay algunos estudios que sugieren que existe un patrón hereditario autosómico dominante, en la que los varones de estas familias expresan una calvicie prematura.

¿Qué posibilidad existe de que una hermana o una hija de una paciente afecta desarrolle este trastorno?

Se estima que la probabilidad de que las hermanas e hijas de las mujeres con síndrome del ovario poliquístico desarrollen este trastorno es del 50%.

¿Cómo se realiza el diagnóstico?

El diagnóstico se realiza en base al cuadro clínico, esto es, los síntomas descritos anteriormente, junto con las características propias de los ovarios (ecografía) y las determinaciones hormonales.

¿Es necesaria la laparoscopia para el diagnóstico?

La ecografía es una técnica de imagen que nos permite visualizar y cuantificar el tamaño de los ovarios, sin recurrir a técnicas más agresivas, como puede ser una laparoscopia diagnóstica.

¿Cuál es el tratamiento?

Como se ha visto, sin tratamiento, las mujeres con anovulación persistente desarrollan problemas clínicos y, por lo tanto, el tratamiento adecuado es esencial en todas las pacientes. El tratamiento del síndrome del ovario poliquístico es habitualmente médico, mediante fármacos que induzcan la ovulación. En la tabla I hemos resumido los objetivos generales del tratamiento del síndrome del ovario poliquístico.

Para el tratamiento del hirsutismo se emplea la asociación de estrógenos y gestágenos, si bien el tratamiento es complejo y no siempre satisfactorio.

TABLA I
OBJETIVOS TERAPÉUTICOS DEL SÍNDROME
DEL OVARIO POLIQUÍSTICO

- Reducir la producción de los niveles de andrógenos.

- Proteger el endometrio de los efectos de los estrógenos.

- Reducir el peso corporal.

- Disminuir el riesgo de enfermedad cardiovascular.

- Evitar los efectos de la hiperinsulinemia.

- Inducir la ovulación, para lograr el embarazo.

SABÍA USTED QUE...

- En 1621, un galeno, el doctor Wetter, asistió por primera vez a un parto disfrazado de mujer. Cuando las autoridades se enteraron de lo sucedido lo encarcelaron y tras un sumarísimo juicio fue condenado a morir en la hoguera.

- A comienzos del siglo xx, el médico alemán Richter describió la inserción intrauterina del intestino del gusano de seda para prevenir los embarazos. Este invento fue el primer dispositivo intrauterino (DIU) documentado. Algunos años después (1931), Graefenberg, un ginecólogo berlinés, diseñó el empleo de un alambre de plata para colocarlo alrededor del intestino del gusano; de esta forma, se mantenía fijado al útero.

- El dios Asclepio, de la mitología grecorromana, nació por cesárea.

- Los médicos del antiguo Egipto empleaban pesarios vaginales elaborados con estiércol de cocodrilo.

TRATAMIENTOS DE REPRODUCCIÓN ASISTIDA

Una vez estudiada la pareja en la consulta de reproducción, se debe decidir cuál es el tratamiento más adecuado para conseguir ese hijo tan deseado. Este tratamiento va estar a su vez determinado por la edad de la mujer.

¿Todas las parejas que acuden a una consulta de reproducción deben ser tratadas?

Aunque no es lo habitual, pueden acudir a la consulta de reproducción parejas jóvenes, con poca duración de la esterilidad, que se pueden dar un margen de tiempo, si son de las parejas en cuyo estudio no se ha detectado ningún problema. Sin embargo, lo normal en este tipo de consultas es que la mujer presente una edad mayor de los treinta años, y varios años de evolución del problema de esterilidad. Con este tipo de mujeres, en función de la alteración encontrada, se iniciará un tratamiento de reproducción.

¿Qué tratamientos existen para la reproducción asistida?

Desde las últimas décadas, el campo de la reproducción asistida ha evolucionado en el tipo de tratamientos y en las indicaciones para utilizarlos.

En función del tipo de esterilidad y de la edad de la mujer se pueden aplicar los siguientes tipos de tratamiento de reproducción asistida:

- Coitos dirigidos.
- Inducción de ovulación con clomifeno.
- Inseminación artificial con semen del cónyuge (IAC).
- Inseminación artificial con semen de donante (IAD).
- Fecundación in vitro (FIV).
- Microinyección espermática (ICSI).
- Donación de ovocitos.

¿Todos los tratamientos de reproducción asistida tienen el mismo resultado en relación con los embarazos conseguidos?

No. Si se analiza comparando las posibilidades que tiene una pareja fértil normal de quedarse embarazada por un ciclo menstrual, existen métodos que superan esta posibilidad. En la siguiente tabla se compara el porcentaje de gestaciones por ciclo con los diferentes métodos de reproducción asistida.

TABLA I RESULTADOS DE LAS DIFERENTES TÉCNICAS DE REPRODUCCIÓN ASISTIDA						
Técnica de reproducción	Ciclo natural	I AC	IAD	F IV	I CSI	Donación de ovocitos
% de gestación	20-25%	1-4%	30-40%	2-5%	35%	50-60%

¿En todos los hospitales se pueden encontrar las técnicas de reproducción asistida?

La nuevas técnicas de reproducción que se han desarrollado en las últimas décadas han provocado que existan centros que posean las instalaciones y el personal necesario para llevar a cabo una medicina de reproducción de forma completa y responsable.

Los tratamientos en la reproducción asistida precisan unos conocimientos y manejos concretos, así como un equipo de laboratorio exclusivo; puesto que el presupuesto para dotar de todo lo imprescindible es elevado, se han creado centros de referencia para los hospitales públicos y numerosas instituciones privadas que atienden a esta población.

¿Por qué son tan caros determinados tratamientos de reproducción?

La mayoría de los tratamientos para la esterilidad necesitan técnicas especiales, tanto desde un punto de vista médico como de laboratorio, por lo que su manejo y costes son caros. El equipo que pertenece a los centros de reproducción está muy especializado y dedica numerosas horas al objetivo de la reproducción. Para efectuar correctamente un tratamiento de esterilidad, se debe realizar un cierto número de ecografías, analíticas y procedimientos de laboratorio, que precisan de cierto coste económico.

Por otro lado, la medicación empleada en este tipo de tratamiento se basa en hormonas purificadas, cuyo precio es también elevado.

¿En qué consisten los tratamientos de reproducción?

En función de las causas de la esterilidad y de las características de la pareja, se instaurará un tratamiento u otro, aunque a la inmensa mayoría de las pacientes se le indicará una inducción de ovulación para aumentar las posibilidades de embarazo por ciclo. Posteriormente, en función de la técnica elegida, se facilitará en mayor o menor medida la unión de los ovocitos con el espermatozoide correspondiente.

¿Qué es la inducción de la ovulación?

Como se ha explicado en el capítulo correspondiente, durante un ciclo menstrual espontáneo, los ovarios de la mujer desarrollan un folículo, y ocasionalmente dos. La inducción de ovulación consiste en que, administrando una serie de hormonas, a dosis determinadas y bajo control médico, se puede llegar a obtener un número variable de folículos, con sus correspondientes ovocitos, y por tanto, un mayor número de posibilidades de embarazo.

¿Qué tipos de fármacos existen para la inducción de la ovulación?

Actualmente, se están empleando dos grupos de hormonas para la inducción de ovulación. Por un lado, el citrato de clomifeno, fármaco de la familia de los esteriodes, que químicamente se asemeja a los estrógenos y que se administra por vía oral. Su acción hace que los niveles de FSH y LH aumenten. Este tratamiento no estimula directamente la ovulación pero magnifica la secuencia de fenómenos característicos de un ciclo menstrual normal. En segundo lugar, existen otros fármacos desde hace algunas décadas, que son semejantes a las hormonas que circulan por el cuerpo de la mujer que son responsables de su ciclo menstrual. Estamos hablando de la FSH, LH y HCG. Estas hormonas pueden ser obtenidas de la purificación de hormonas de posmenopaúsicas, o bien a través de la ingeniería genética. Estas últimas son las que actualmente se emplean para la inducción de la ovulación. Estas hormonas no son eficaces por vía oral y su modo de aplicación es con una inyección en el tejido subcutáneo.

¿Cuándo se emplea el citrato de clomifeno como inductor de la ovulación?

La falta de ovulación es la principal indicación para el tratamiento con citrato de clomifeno. Este tratamiento suele ser administrado en los casos de esterilidad desconocida, en mujeres de esterilidad prolongada, y siempre y cuando la edad de la mujer no condicione a establecer otro tipo de técnicas de reproducción asistida más agresivas.

¿Qué tasa de embarazo se produce cuando se administra citrato de clomifeno?

Lo más importante es establecer una buena selección del tipo del tratamiento que debe seguir una mujer estéril. Si se indica adecuadamente el tratamiento con citrato de clomifeno, la mayoría de las mujeres ovula, y se consigue que un embarazo en el 40% de los casos. Se estima que la tasa de embarazos por ciclo es cercana al 25% en este tipo de mujeres.

¿Se desgastan los ovarios con la inducción de la ovulación?

No, aunque parezca que los ovarios pierden muchos folículos a lo largo del tratamiento de la inducción de ovulación, no existe una menopausia precoz ni una alteración de la menstruación después de que finalice el tratamiento. Los ovocitos que tiene una mujer vienen determinados desde que el feto hembra está en el interior de su madre.

Siempre que se estimula la ovulación, ¿se obtiene la misma respuesta folicular?

Aunque la mujer sea estimulada con la misma dosis de hormonas, puede variar el número y la forma de folículos que se obtienen en cada ciclo menstrual inducido. Asimismo, una misma dosis de hormonas puede producir una respuesta diferente administrada en distintas mujeres.

¿Qué es el coito dirigido?

Técnica por la que se intenta detectar los días más fértiles de la mujer, para mantener relaciones sexuales en ese periodo y así aumentar las posibilidades de fecundar.

¿Cómo se pueden calcular los días más fértiles?

Los días más fértiles a lo largo del ciclo menstrual son los cercanos a la ovulación. Pongamos un ejemplo: si una mujer tiene ciclos de 28 días, la ovulación se produce el día 14 del ciclo, los días más fértiles, en este caso, por lo que se deben mantener relaciones sexuales entre los días 12 a 16 del ciclo.

Para estar completamente seguros de que se ovula a lo largo del ciclo menstrual, existen *kits* de analítica de orina, que determinan cuando se produce la elevación sanguínea de la LH, que es la encargada de provocar la ovulación en el ciclo menstrual.

¿Cuáles son las parejas que son candidatas para realizar coitos dirigidos?

Fundamentalmente parejas con poca duración de esterilidad, jóvenes, y con esterilidad de origen desconocido. Antes de la indicación de coitos dirigidos, se debe realizar un estudio de esterilidad completo, para descartar cualquier tipo de problema en algún miembro de la pareja.

INSEMINACIÓN ARTIFICIAL

Una de las técnicas de reproducción más sencillas es la inseminación artificial con semen del cónyuge, o bien, de donante. A pesar de ser considerada como la técnica más simple dentro del campo de la reproducción asistida, tiene una tasa importante de embarazos, en caso de emplearse en parejas seleccionadas. Gracias a los avances tecnológicos y a los nuevos conocimientos de la fisiología de la reproducción, esta tasa de embarazos se ha conseguido aumentar. Es la técnica de reproducción asistida más empleada en todo el mundo, pues se puede realizar en la consulta de un ginecólogo general.

¿Qué es la inseminación artificial?

La inseminación artificial consiste en depositar semen de forma no natural en el aparato reproductor de la mujer.

¿Dónde se deposita el semen en una inseminación artificial?

Aunque a lo largo de los años se han ideado formas y lugares para depositar el semen, cuando se habla de inseminación artificial, se piensa en inseminación intrauterina. La inseminación dentro de la cavidad uterina tiene como ventajas el fácil acceso y la posibilidad de librarse de los medios hostiles para el semen, como son la vagina y el moco cervical.

Otras posibles localizaciones para depositar el semen son:

● Intracervical: el semen se deposita en el interior del canal cervical, sin sobrepasarlo, evitando así la cavidad uterina.

● Intratubárica: se introduce una cánula que atraviesa la cavidad uterina y se canaliza la entrada de la trompa de Falopio, donde se deposita el semen.

● Intraperitoneal: el semen se deposita en la cavidad abdominal, cerca del ovario.

● Intrafolicular: a través de una punción en el ovario, se depositan los espermatozoides dentro del folículo, que supuestamente posee un ovocito maduro.

Las dos últimas técnicas son más cruentas y traumáticas, y sólo se utilizarían en caso de estrechamiento del canal cervical. En cualquier caso, las tasas de embarazo son mayores en la inseminación intrauterina.

¿El semen se introduce directamente desde la muestra al aparato reproductor femenino?

Los espermatozoides van acompañados por numerosas sustancias que configuran el semen cuando sale directamente del aparato genital del varón. Estas sustancias están diseñadas para proteger a los espermatozoides en su viaje a través de la vagina y cuello del útero, cuando son depositados de forma natural en un coito. Sin embargo, cuando se realiza una inseminación artificial, sea con semen conyugal o de donante, se debe tratar en el laboratorio. El tratamiento que recibe el semen es, fundamentalmente, de lavado. Con estas técnicas se consigue recuperar los mejores espermatozoides, los de mejor movilidad. La técnica que más se emplea en este proceso se denomina *swin-up* y de gradientes de densidad; son procesos llamados de capacitación espermática.

¿Cuáles son las indicaciones para la inseminación artificial con semen conyugal?

No todas las parejas son candidatas para esta técnica sencilla y de bajo coste económico. Para obtener un buen resultado con las técnicas de reproducción asistida es fundamental la correcta selección de las parejas a tratar. En la tabla 1 se muestran las indicaciones para la inseminación artificial conyugal.

TABLA I
INDICACIONES PARA LA INSEMINACIÓN ARTIFICIAL CONYUGAL

- Causas masculinas:
  Disfunción sexual.
  Alteración leve del seminograma.

- Causas femeninas:
  Endometriosis.
  Alteraciones cervicales.
  Alteraciones uterinas.
  Alteración en la ovulación.

- Causas inmunológicas.

- Infertilidad de origen desconocido (edad menor de 35 años).

¿Cuándo se indica la inseminación artificial con semen de donante?

Las causas par recomendar una inseminación con semen de donante puede tener lugar en el hombre o en la mujer. Las indicaciones para la inseminación artificial con semen de donante se determinan en la tabla II.

TABLA II
INDICACIONES PARA LA INSEMINACIÓN ARTIFICIAL CON SEMEN DE DONANTE

- Causas masculinas:
  Ausencia de espermatozoides en el semen.

- Causas femeninas:
  Mujer sin pareja.

- Abortos de repetición:
  Causa genética de origen masculino.

¿Cuál es la cantidad de semen que se introduce en el interior del útero de la mujer?

La cantidad de semen después del tratamiento de lavado en el laboratorio que se debe introducir en la cavidad del útero de la mujer es en torno a 0,3-0,5 ml.

¿Es necesaria la inducción de ovulación para la inseminación artificial?

La inmensa mayoría de los médicos que se dedica al campo de la reproducción consideran imprescindible la asociación de la inducción de la ovulación y la inseminación, puesto que la tasa de embarazos es considerablemente mayor si se realiza de esta manera.

Si se realiza una inseminación artificial en un ciclo espontáneo de la mujer, se obtiene un 5% de embarazos, mientras que si se realiza induciendo la ovulación y el desarrollo folicular, se consiguen embarazos en un 17% de los casos.

¿Se puede inducir la ovulación y el desarrollo folicular con citrato de clomifeno?

Como ya se ha comentado en el capítulo anterior, la inducción de ovulación y la estimulación folicular se puede conseguir con varias sustancias: citrato de clomifeno y gonadotrofinas de diferente pureza. Pues bien, aunque es más cómoda la administración del citrato de clomifeno, al tratarse de un medicamento administrado por vía oral, se prefiere la utilización de la FSH como inductora del proceso de desarrollo folicular, pues los resultados son mejores.

¿Cuándo se realiza la inseminación artificial?

La mujer que va ser sometida a una inseminación artificial y, explícitamente, a una estimulación ovárica, debe tener un control periódico en la consulta de esterilidad. La mujer inicia el tratamiento unos días después de haber empezado con la regla, y ha de mantener un seguimiento ecográfico para llevar un control del crecimiento de los folículos. Tras una serie de días, que varían en función de cada mujer y de cada ciclo estimulado, el tamaño de los folículos, y el número, son los adecuados para provocar la ovulación e inseminar a las pocas horas después. La ovulación en un ciclo estimulado se consigue administrando una hormona, la cual hace que se rompa el folículo y el ovocito se libere hacia la trompa, en busca de los espermatozoides. Como este proceso no es inmediato tras la aplicación de la hormona, se realiza la inseminación artificial intrauterina al cabo de 36 horas después de la administración de la hormona «ovuladora».

¿Cómo se realiza la inseminación artificial?

El día después de la administración de la hormona que provoca la ovulación de los folículos estimulados, el varón debe recoger una muestra de semen para prepararlo en el laboratorio. Posteriormente, la mujer acudirá a la consulta para que se realice la inseminación. La manera de inseminar no varía mucho de la exploración ginecológica habitual, salvo que se manipula mínimamente el cuello del útero al introducir la cánula a través del mismo.

La inseminación de los 0,3-0,5 ml de semen lavado se debe realizar de forma rápida, pues los resultados mejoran de esta forma. Tras la inseminación, la mujer suele quedarse acostada en la camilla unos 10 minutos, aunque no es imprescindible. Desde el mismo día de la inseminación hasta que se confirme el resultado del embarazo o no, se le administra a la paciente progesterona, una hormona que complementa la segunda fase del ciclo menstrual. Esta hormona se suele aplicar por la vagina, dos veces al día.

En ciertos centros, se realizan inseminaciones artificiales los dos días consecutivos a la administración de la hormona de la ovulación, para incrementar las posibilidades de embarazo.

¿Qué requisitos deben existir para realizar una inseminación artificial con semen de donante?

Por parte del donante se exige que se realice un interrogatorio y una exploración general, con el fin de descartar alteraciones genéticas; asimismo, se realizará una serie de analítica para detectar la presencia de importantes enfermedades infecciosas, como es el caso del síndrome de inmunodeficiencia adquirida (VIH), la cual se debe de repetir al cabo de los seis meses. Por ese motivo, el semen del donante se congela durante ese periodo, hasta descartar la existencia de dicha enfermedad. En el caso de la pareja estéril, deben asumir la responsabilidad de que pueden existir alteraciones y malformaciones genéticas en el futuro bebé, como le sucede a la población fértil, y el futuro padre debe firmar que se hará cargo del hijo de su mujer, aunque no sea su padre biológico. La posibilidad de que el hijo nazca con una alteración congénita es del 4-5%, similar a la población general. Por otro lado, las características del donante siempre serán acordes con las de la pareja actual.

¿Se puede conocer la identidad de los donantes y de los futuros padres?

No. La pareja receptora no tiene derecho a conocer al donante, aunque sí las características generales del mismo.

¿Deben cumplir alguna característica especial los donantes de semen?

Aparte de la ausencia de enfermedades infecciosas y de haber descartado posibles alteraciones genéticas, el varón donante de semen debe tener una edad comprendida entre 18 y 35 años. Debe estar en pleno estado físico y psíquico para tomar decisiones libremente.

¿Cuántos hijos puede tener un donante de semen?

Todos los embarazos producidos tras la utilización de semen, o de ovocitos, deben ser contabilizados y comunicados al banco de semen. El motivo es porque según la Ley de Reproducción Asistida, un donante puede tener como máximo seis descendientes.

¿Varía la técnica de la inseminación artificial si es de donante o si es de cónyuge?

En cuanto al tratamiento y seguimiento de la mujer no existe ninguna variación si es de donante o si es de su pareja. Lo que cambia es el tratamiento que lleva el semen en el proceso, puesto que el semen de donante se encuentra congelado y el del cónyuge se entrega en fresco.

¿Cuántos ciclos de inseminación son necesarios para conseguir un embarazo?

Por norma general, se recomiendan entre cuatro y seis ciclos de inseminación artificial conyugal; si se trata de inseminación de donante, pueden exceder de más de seis. También varía en función de la edad de la mujer a la que se está tratando. Por otro lado, el 80% de los embarazos se consigue en los cuatro primeros ciclos de inseminación artificial.

¿Cuáles son las complicaciones de la inseminación artificial?

Como todo acto médico, está sujeto a posibles complicaciones y efectos secundarios. En este caso pueden originarse de la técnica de inseminación en sí, o del tratamiento de estimulación ovárica. En el caso de las complicaciones por la inseminación, se ha observado la infección pélvica, por el paso de gérmenes en el momento de la colocación del semen en el interior del útero. Asimismo, se han visto reacciones alérgicas.

Como consecuencia de una estimulación importante de los ovarios, se pueden obtener embarazos múltiples, pues en un 16% las inseminaciones artificiales conyugales son gemelares. Existe una enfermedad, potencialmente grave, que se origina por el excesivo desarrollo folicular en los ovarios tras el tratamiento, pudiendo tener terribles consecuencias si no se detecta a tiempo.

FECUNDACIÓN IN VITRO (FIV)

Desde finales del siglo XX se ha iniciado un desarrollo espectacular de las técnicas de fecundación in vitro, aumentando cada vez más las tasas de embarazo por tratamiento y disminuyendo las posibles complicaciones de la técnica.

¿En qué consiste la fecundación in vitro?

Es una técnica de reproducción asistida que consiste en estimular el mayor número de folículos en un ciclo, capturar los ovocitos a través de una punción folicular, para fecundarlos en el laboratorio con el semen del cónyuge o de un donante, obteniendo así un número de embriones, que se transferirán al interior del útero de la mujer.

¿Cuáles son las indicaciones de la FIV?

No todas las parejas se benefician del empleo de esta técnica de reproducción asistida, si bien es cierto que soluciona la mayoría de los casos de esterilidad. En la tabla I se exponen las indicaciones de este tratamiento.

TABLA I
INDICACIONES PARA LA FECUNDACIÓN IN VITRO

- Indicaciones para FIV:
  Masculinas: Alteraciones moderadas en el semen.
  Femeninas: Alteraciones en las trompas de Falopio.
                Endometriosis grave.
                Adherencias en el peritoneo.
- Infertilidad de origen desconocido (edad de la mujer mayor de 35 años).
- Fracaso de inseminación artificial.

¿Es diferente la estimulación ovárica en el caso de una FIV?

La idea de estimular el desarrollo folicular a lo largo de un ciclo menstrual es la misma, sin embargo, lo que se pretende conseguir en un tratamiento de FIV es el mayor número de folículos que contengan un ovocito válido para fecundar. Por este motivo, las dosis de hormonas utilizadas son mayores, y siempre se emplearán gonadotropinas (FSH) de alta pureza.

Debido a que el ovario presenta una capacidad de estimularse por sí solo, y que espontáneamente los folículos comienzan a desarrollarse mucho antes de iniciar el tratamiento, la mujer que se somete a una FIV va a tener que administrarse sustancias para dejar al ovario «en reposo», es decir, sin capacidad de función libre. Hasta hace algunos años, la única forma de mantener el ovario sin actividad propia era con hormonas que se administraban desde el ciclo menstrual anterior, para después abandonarlas cuando se inyectaba la FSH. En el momento actual, existen otras formas que permiten iniciar un ciclo de FIV desde la primera menstruación. Las hormonas que dejan el ovario en reposo, se pueden administrar de forma parenteral, o inhalada, en *spray*.

¿Qué controles debe seguir la mujer que se somete a un ciclo de FIV?

Los controles necesarios en un tratamiento de fecundación in vitro son muy parecidos a los de una inseminación artificial, pero más exhaustivos. Las dosis de hormonas que se tiene que administrar la paciente son sensiblemente más altas, por lo que el efecto sobre el ovario puede dispararse y provocar una serie de efectos secundarios importantes. En ocasiones, se debe determinar sustancias hormonales en la sangre de la mujer, para comprobar la eficacia del tratamiento hormonal impuesto. Asimismo, según el protocolo que se emplee, las dosis de hormonas deben aumentarse o disminuir en función del crecimiento folicular de la paciente, lo que implica ecografías, a veces, diarias.

¿Cómo se recogen los ovocitos una vez producida la ovulación?

Cuando tras la exploración ecográfica y la analítica, se decide que los folículos se presentan en un tamaño y un número adecuado, se planea inducir la ovulación. La ovulación se provoca de la misma manera en las diferentes técnicas de reproducción asistida.

En el caso de la fecundación in vitro, la ovulación debe tener lugar unas 36 horas antes de la recogida de los ovocitos. La forma más habitual de obtener los ovocitos es mediante una punción guiada por ecografía vaginal, a través de un sistema de aspiración.

¿La punción-aspiración de los ovocitos es dolorosa?

Se debe realizar bajo sedación, es decir, con anestesia ligera que permita realizar una punción a través de la vagina y capturar los ovocitos, sin dolor.

La recuperación de esta anestesia es rápida y no precisa ingreso hospitalario. La paciente debe estar en ayunas, durante al menos las seis horas previas.

¿Qué complicaciones puede presentar la punción de los folículos?

Ésta es una técnica que presenta complicaciones en muy pocas ocasiones, alrededor del 0,4-1% de los casos. Sin embargo, cuando existen problemas tienden a ser importantes.

La complicación más frecuente es la del sangrado, por punción de vasos intraabdominales, con la consecuente pérdida de sangre hacia la cavidad abdominal. Otra posible complicación es la infección, debido al arrastre de los gérmenes de la vagina hacia el abdomen. Existen grupos que administran antibióticos de forma profiláctica para evitar este problema. Existen casos de lesiones de vísceras intraperitoneales en que, aunque de forma muy rara, las consecuencias pueden ser nefastas.

¿Qué se sucede después de la recogida de ovocitos?

Los ovocitos se identifican en el laboratorio y se dejan en un medio de cultivo, para ser unidos después con el semen recogido horas antes. Espermatozoides y ovocitos se dejan «nadando» en el medio de cultivo, a la espera de que se produzca la fecundación. Han de transcurrir 24 horas para ver signos de fecundación de los ovocitos.

¿Todos los ovocitos son fecundados tras una punción folicular?

En la mayoría de los casos se ha fecundado entre el 60-85% de los ovocitos. Desde el momento de la fecundación se convierten en futuros embriones, de los cuales los mejores se transferirán a la mujer.

¿Todos los ovocitos fecundados llegan a ser embriones para transferir al útero?

No. A menudo se forman embriones que al cabo de los días detienen su crecimiento o, por el contrario, son anormales, y conviene diagnosticarlos, puesto que si son transferidos, el resultado del ciclo será un fracaso o un aborto espontáneo.

¿Cuántos embriones se transfieren?

Ésta no es una pregunta fácil de contestar, pues es difícil encontrar el equilibrio entre el éxito del ciclo de FIV, y no provocar una gestación múltiple, dado que este aspecto sólo trae problemas médicos, sociales y económicos, tanto a la pareja como a la sociedad a la pertenecen.

Por este motivo, en determinados países, como es el Reino Unido, no se transfieren más de dos embriones. En nuestro país, depende de las características de la pareja, de la calidad de los embriones, y del deseo de los pacientes. Sin embargo, no se transfieren más de tres embriones.

¿Cuándo se realiza la transferencia embrionaria?

Se han transferido con éxito embriones en diferentes etapas de crecimiento, desde un día hasta más de cinco; sin embargo, es más frecuente transferir los embriones cuando éstos poseen de 8 a 10 células, lo que suele suceder entre tres y cinco días después de la fecundación.

¿Cómo se realiza la trasferencia?

La técnica se suele realizar de la forma más aséptica posible, y con la mayor delicadeza a la hora de colocar los embriones en el interior de la cavidad uterina de la mujer. Se suele realizar bajo ecografía, para visualizar la región dentro del útero más adecuada. El procedimiento en sí no es doloroso ni traumático para la mujer, la cual tras finalizar la transferencia debe permanecer unos minutos en reposo, tumbada. Al igual que sucedía en las inseminaciones, se debe administrar progesterona vía vaginal, para apoyar la segunda fase del ciclo menstrual; sin embargo, las dosis en un ciclo de FIV son mayores. Si produce la gestación, ¿cuándo es positiva la prueba de embarazo? El test de embarazo suele ser positivo a los diecisiete días tras la transferencia embrionaria.

¿Qué se hace con los embriones que sobran en un ciclo de FIV?

Es muy normal que tras la punción y aspiración de los folículos, se obtengan muchos ovocitos, y éstos sean fecundados. Posteriormente, y a pesar de que los embriones paran su crecimiento, y carecen de vida alguna, son numerosos los que consiguen ser óptimos para la transferencia. Por lo que es muy frecuente que, tras realizar la transferencia embrionaria, queden embriones válidos. Estos embriones se congelan a altas temperaturas, y pueden ser nuevamente utilizados por los padres para nuevas transferencias embrionarias, en caso de no haber tenido éxito con la transferencia previa.

Si ha existido un embarazo con la primera transferencia, los embriones pueden ser congelados a lo largo de cinco años.

¿Cuántos ciclos de FIV se pueden intentar?

Lo habitual es que se realicen tres ciclos de fecundación in vitro, a veces, en casos especiales, puede intentarse algún ciclo más. La probabilidad de conseguir un embarazo tras tres ciclos de FIV disminuye considerablemente.

¿Cuáles son las tasas de gestación en una fecundación in vitro?

La tasa de embarazo tras una fecundación in vitro es de alrededor del 25%. Este porcentaje varía en función de la edad de las mujeres, puesto que si es menor de 35 años, puede alcanzar hasta el 28%. Por el contrario, en caso de más de 40 años, el porcentaje de nacimientos por FIV es menor del 10%.

¿Cuál son las complicaciones de un ciclo de FIV?

Aparte de las complicaciones debidas a la punción-aspiración en la recogida de los ovocitos, cabe destacar que con los ciclos de fecundación in vitro, existe un 1% de embarazos ectópicos. Cerca de un tercio de los embarazos producidos por FIV, son múltiples. Asimismo, la hiperestimulación ovárica es más frecuente que en la inseminación artificial, y potencialmente grave.

¿Qué es un embarazo ectópico?

Es aquel embarazo que se localiza fuera de la cavidad uterina, lo que significa la imposibilidad de llegar a término. En estos casos, la vida de la mujer puede correr peligro, pues el crecimiento del embrión en una loca-lización anómala puede provocar un sangrado importante. Las técnicas de reproducción asistida son uno de los factores de riesgo para padecer este tipo de embarazo.

MICROINYECCIÓN ESPERMÁTICA (ICSI)

La efectividad limitada de los tratamientos de la infertilidad masculina ha hecho que una cantidad considerable de sujetos busque superar el problema del semen mediante FIV. Sin embargo, en ocasiones, la alteración en el semen es tan grave que precisa de manipulaciones para conseguir fecundar el ovocito de la mujer.

¿En qué consiste la microinyección espermática?

Es una reciente técnica de reproducción asistida que consiste en introducir un espermatozoide directamente en un ovocito, gracias a un manipulador hidráulico especialmente ideado para este fin.

¿Cuáles serían sus indicaciones?

En la siguiente tabla describimos las causas que indican la realización de una microinyección espermática.

INDICACIONES DE LA MICROINYECCIÓN ESPERMÁTICA

- Masculinas: Alteraciones graves del seminograma (menos de 3 millones de espermatozoides móviles).
- Inmunológicas graves.
- Fracaso de ciclo de FIV.

Como se puede observar, no existe ningún motivo por el cual una mujer se deba someter a una microinyección espermática. Fundamentalmente, esta técnica resuelve los problemas derivados de la alteración grave del seminograma.

¿Cuál es el tratamiento de ovulación en una microinyección?

El protocolo de tratamiento es el mismo que para un ciclo de FIV, el objetivo es obtener el mayor número posible de ovocitos a través de la estimulación ovárica con FSH, y la captura gracias a la punción-aspiración, llevada a cabo tras la ovulación.

¿Cuáles son las tasas de embarazo con este tipo de técnica?

Los resultados para la microinyección han superado todas las expectativas, pues las tasas de embarazo se consiguen igualar a las de la población normal. Las tasas de embarazo son independientes de la calidad del semen.

¿De dónde se extraen los espermatozoides?

Lo más fácil sería conseguir los espermatozoides del semen del varón, pero en determinadas ocasiones no es posible, puesto que en el semen no existe ninguno; es el caso denominado azoospermia. Gracias a los avances relacionados con esta técnica de reproducción asistida, es posible transformar un espermatozoide obtenido del propio testículo, modificarlo e introducirlo dentro del ovocito de la mujer. Para obtener los espermatozoides del testículo existen varias técnicas. La primera sería la biopsia del testículo; se consigue, a través de una incisión de un centímetro, tejido testicular del tamaño de una lenteja. La biopsia se realiza con anestesia local, no precisa de preparación previa, ni de ingreso hospitalario. Esta prueba suele durar alrededor de una hora.

La segunda técnica es la aspiración de los espermatozoides del testículo, con una técnica similar a la obtención de ovocitos en la mujer. En el caso de los varones que sufren eyaculación retrógrada, es posible utilizar los espermatozoides que se encuentran en la orina, y realizar con ellos la microinyección espermática. Asimismo, se pueden obtener espermatozoides desde el epidídimo, con una punción-aspiración, o a través de una biopsia. La elección de un método u otro depende de la patología que padezca el varón infértil. En los casos de los varones con vasectomía previa, se suele utilizar la punción-aspiración, en lugar de la biopsia, porque supuestamente, la formación de los espermatozoides en estos casos, debe ser normal; es un problema de obstrucción.

¿Varían los resultados de fecundación en función del origen de los espermatozoides?

No, una vez se ha conseguido un espermatozoide normal, las tasas de fecundación y de formar un embrión son las mismas, independientemente del lugar de origen del espermatozoide.

¿Todos los ovocitos que han sufrido una microinyección espermática fecundan?

Aunque es excepcional, puede existir lo que se denomina un fracaso de fecundación, es decir, tras la microinyección espermática, no se desencadenan los procesos necesarios para generar un embrión.

¿Cuáles pueden ser los motivos de un fracaso de fecundación?

El fallo suele estar en la activación precoz del ovocito, aunque también puede deberse a un problema del método de la microinyección, pues es una técnica en la que la experiencia es fundamental. El fallo de fecundación puede deberse a la mala calidad de los espermatozoides microinyectados.

DONACIÓN DE OVOCITOS

De la misma manera que la microinyección espermática ha resuelto numerosos problemas a los varones infértiles, la donación de ovocitos ha devuelto la posibilidad de gestar a muchas mujeres.

¿En qué consiste la donación de ovocitos?

Es una técnica de reproducción asistida que obtiene ovocitos de una donante, tras una estimulación ovárica, y después son fecundados in vitro, para ser implantados los embriones posteriormente en el útero de una mujer receptora.

¿Cuáles son las indicaciones para la donación de ovocitos?

Fundamentalmente, se pueden distinguir dos grupos de mujeres que se benefician de esta técnica.
- Mujeres con función ovárica (mujeres con menstruaciones):
  – Alteraciones genéticas que se transmiten a los hijos.
  – Abortadora de repetición.
  – Mujeres mayores de 40 años.
  – Fallos de fecundación in vitro.
- Mujeres sin una función ovárica correcta (menstruen o no):
  – Síndromes de alteración genética (con ausencia o atrofia de ovarios).
  – Fallo ovárico prematuro (cesan las reglas antes de los 40 años).
  – Menopausia.

¿Qué características deben cumplir las mujeres que son donantes de ovocitos?

Las mujeres que son seleccionadas para entrar en un programa de donación de ovocitos deben cumplir las siguientes características:
- Edad comprendida entre los 18 y 35 años.
- Cromosómicamente normales.
- No poseer enfermedades familiares.

- No portadoras de ningún tipo de enfermedades infecciosas.
- Buen estado físico y psíquico para tomar una decisión libre y meditada.

Después, la mujer será sometida a un exhaustivo interrogatorio sobre sus antecedentes personales, familiares, ginecológicos y sociales.

¿Cuál es el prototipo de la mujer que se hace donante de ovocitos?

La mayoría son mujeres jóvenes, universitarias, que donan de forma altruista sus ovocitos tras la estimulación. Otras mujeres son pacientes en tratamiento para un ciclo de fecundación in vitro, y que desean donar parte de los ovocitos obtenidos. Sin embargo, a partir de la posibilidad de congelar los embriones obtenidos, estas mujeres ya no suelen donar los ovocitos fecundados para otras mujeres. En determinados centros, se ofrece realizar una ligadura tubárica de forma gratuita, si previamente esas mujeres se someten a una estimulación ovárica y donan los ovocitos obtenidos.

¿Cómo consigue la donante la formación de los folículos?

La mujer que acepta ser donante de ovocitos debe someterse a un tratamiento de estimulación ovárica e inducción de la ovulación, de manera similar a las mujeres que realizan un ciclo de FIV. Asimismo, la manera de obtener los ovocitos es a través de una punción-aspiración, en quirófano y bajo sedación. Es decir, se someten a las mismas maniobras y tratamientos que las mujeres que desean tener un hijo y aceptan una fecundación in vitro.

¿El semen es siempre de la pareja?

Todo depende de si existe o no alteración en el semen del varón, aunque actualmente con la microinyección las posibilidades de fecundar con espermatozoides de la pareja han aumentado. En ciertos casos, se utilizará semen de donante para fecundar los ovocitos de las mujeres que los han donado.

¿Se realiza alguna preparación especial a la mujer que va a recibir los embriones de los ovocitos donados?

Como ya se ha explicado en capítulos anteriores, el endometrio tras la fecundación sufre una serie de transformaciones para garantizar la implantación del embrión en el útero. Estas transformaciones comienzan desde el inicio del ciclo menstrual, a la espera de ese ovocito fecundado.

La idea en la donación de ovocitos es preparar de forma paralela a la donante para que forme numerosos folículos, y a la paciente que va a recibir los embriones, para que presente un endometrio adecuado para la implantación de los embriones. La preparación del endometrio se realiza con dosis paulatinamente elevadas de estradiol y, posteriormente, asociando progesterona, y si se produce el embarazo, se mantendrán hasta los 100 primeros días del mismo.

¿Cuál es la tasa de embarazo por ciclo con la donación de ovocitos?

En las mujeres mayores con esta técnica se puede lograr una tasa de nacimientos de aproximadamente el 40-50% por ciclo. La tasa acumalativa de nacimientos puede llegar al 90% con cuatro ciclos o más.

¿Cómo se puede asegurar que el endometrio de la mujer receptora es óptimo para la implantación de los embriones conseguidos?

Todas las pacientes que están esperando una donación de ovocitos y están con tratamiento hormonal para preparar su endometrio son sometidas a un control ecográfico y analítico de forma periódica.

Algunos especialistas opinan que el grosor del endometrio, y la imagen que transmite ecográficamente, es muy importante para preconizar una correcta implantación de los embriones. Sin embargo, otros estudios afirman que, en ocasiones, ni el nivel hormonal, ni el estado del endometrio garantizan el éxito o el fracaso de la implantación de embriones.

¿La edad de la mujer receptora influye en el existo de la técnica?

Lo que se ha observado es que las mujeres receptoras de más de cuarenta años sufren con mayor frecuencia abortos precoces; sin embargo, se consigue un tasa similar de embarazos. No obstante, las mujeres menores de treinta años presentan una mayor tasa de implantación y menor número de abortos precoces, en comparación con todas las demás mujeres dentro del programa de donación de ovocitos.

¿Cuál es el número de ciclos que se puede realizar con ovocitos de donante?

Se ha observado que al cabo de cuatro ciclos de donación de ovocitos fecundados, se obtiene cerca del 95% de embarazos; incrementar más allá de cuatro ciclos no mejora los resultados con éxito.

¿Qué riesgos tiene la técnica de donación de ovocitos?

Dado que la mujer que dona los ovocitos se somete a las mismas técnicas de estimulación ovárica y extracción de ovocitos que las pacientes de un ciclo de fecundación in vitro, tiene el mismo riesgo que éstas de sufrir una complicación con el tratamiento. Como ya se comentaba en el capítulo correspondiente, las frecuentes son las originadas de la sobreestimulación ovárica y por la técnica de punción-aspiración de los ovocitos, es decir, sangrados intrabdominales e infecciones.

GLOSARIO

Aborto

Interrupción del desarrollo del feto durante el embarazo (hasta la semana 22 de gestación).

ADN

Siglas del ácido desoxirribonucleico, molécula que transmite la información genética. Polímero de cuatro bases nitrogenadas: adenina (A), guanina (G), timina (T) y citosina (C).

Alopecia

Caída o pérdida del pelo.

Amenorrea

Ausencia de ciclo menstrual.

Andrógenos

Hormonas sexuales masculinas.

Anorexia nerviosa

Trastorno de la alimentación que desde el punto de vista ginecológico puede cursar con trastornos que afectan a la menstruación.

Anticoncepción

Acción y efecto de impedir la concepción.

Autosómico

Tipo de herencia ligada a los cromosomas no sexuales.

Blastocito

Embrión con una cantidad de células que oscila entre 30 y 200.

Bulimia

Trastorno de la alimentación que puede cursar con amenorrea.

Cáncer

Tumor maligno que puede invadir tejidos orgánicos.

Cáncer de endometrio

Tumor que afecta al útero.

Cigoto

Célula que contiene cromosomas y genes que derivan de la madre y del padre.

Ciclo ovárico

En el momento de la pubertad, la mujer comienza a presentar ciclos menstruales regulares; estos ciclos son regulados por el hipotálamo.

Clítoris

Organo eréctil, impar y medio, situado en la parte superior y anterior de la vulva. El clítoris es en la mujer el órgano homólogo, aunque considerablemente reducido, del pene masculino.

Clon

Copias idénticas de una misma secuencia de ADN. Colección de fragmentos idénticos de ADN. Se aplica a células u organismos.

Condón

Método anticonceptivo que debe su nombre a su inventor.

Cortisol

Hormona secretada en las glándulas suprarrenales.

Cromosoma

Cada uno de los corpúsculos situados en el núcleo de las células; su número es constante en cada especie animal o vegetal.

Diabetes

Enfermedad endocrinológica producida por un déficit o ausencia de secreción de insulina.

Dispareunia

Aparición de un dolor más o menos intenso durante las relaciones sexuales.

Puede ser leve o tan intenso que impida la práctica de las relaciones sexuales; es lo que se denomina dispareunia incapacitante.

DIU
Método anticonceptivo basado en la colocación de un dispositivo intrauterino.

Embarazo ectópico
Situación en la que el óvulo anida fuera del útero, por ejemplo, en el peritoneo.

Endometrio
Mucosa que tapiza el interior del útero.

Endometriosis
La endometriosis es una enfermedad frecuente que se caracteriza por dismenorrea, esterilidad y dispareunia.

Endoscopia
Técnica diagnóstica o terapéutica que consiste en introducir un adminículo dotado de una cámara en una cavidad anatómica.

Enfermedad de Cushing
Enfermedad endocrinológica en la que existe una alteración a nivel de las glándulas suprarrenales.

Espermatozoo
Gameto masculino.

Estrógenos
Hormona sexual femenina.

Fecundación
Es un fenómeno en virtud al cual se fusionan los gametos masculino y femenino. Tiene lugar en la región de la ampolla de la trompa uterina.

Fertilización
Fase por la cual el espermatozoide penetra en el oocito.

Galactorrea
Secreción mamaria fuera del puerperio.

Gen
Segmento de ADN que codifica una proteína.

Genitales
Organos sexuales externos.

Glándula suprarrenal
Glándula hormonal situada en la parte superior de los riñones.

Glucocorticoides
Hormonas secretadas por las glándulas suprarrenales.

Gónadas
Glándula sexual de ambos sexos.

Hermafrodita
Dícese del animal que tiene los dos sexos.

Hiperinsulinemia
Incremento de los niveles plasmáticos de insulina.

Hiperplasia suprarrenal
Incremento del tamaño de la glándula suprarrenal.

Hiperprolactinemia
Incremento de los niveles plasmáticos de prolactina.

Hipófisis
Glándula endocrina situada en la silla turca. Las hormonas que produce influyen en el crecimiento, en el desarrollo sexual...

Hipotálamo
Región del encéfalo con acción hormonal que se encuentra conectada a la hipófisis.

Hirsutismo
Incremento del vello en la mujer, producido por un incremento de la producción de andrógenos.

Hormona
Producto de la secreción de ciertos órganos del cuerpo, que, transportado por la sangre, realiza su acción a distancia.

Oocito
Gameto femenino.

Ovarios
Par de órganos de apariencia glandular destinados a producir óvulos.

Testosterona

Hormona sexual masculina.

Trompas de Falopio

Conductos, uno a cada lado, que se extienden desde la extremidad externa del ovario al ángulo superior del útero. Su función es recoger el óvulo y transportarlo a la cavidad uterina.

Útero

Organo del aparato reproductor femenino que alberga al embrión durante el embarazo. Músculo liso y hueco situado detrás de la vejiga y delante del recto. Se distingue una parte superior (cuerpo) y una inferior (cuello). Está destinado a servir de receptáculo después de la fecundación.

Vagina

Organo del aparato reproductor femenino que se extiende desde la vulva hasta el útero. Es un conducto membranoso, muy largo, ancho y extensible.

Varicocele

Dilatación de las venas del escroto y del cordón espermático.

Vulva

Término con el que se designa al conjunto de los órganos genitales externos de la mujer. Es una eminencia ovoidea que se encuentra limitada delante por la pared anterior del abdomen, hacia atrás por el perineo y lateralmente por la cara interna de los muslos.